全民科学素质行动
计划纲要书系

社区科普书系

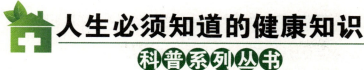

人生必须知道的健康知识

科普系列丛书

肾脏内科

呵护你的肾脏

HEHU NIDE SHENZANG

郑静晨　总主编

张建荣　主　编

U0189501

中国科学技术出版社

·北 京·

图书在版编目（CIP）数据

肾脏内科：呵护你的肾脏/张建荣主编. —北京：中国科学技术出版社，2015.5

（人生必须知道的健康知识科普系列丛书/郑静晨总主编）

ISBN 978-7-5046-6924-7

I.①肾… II.①张… III.①肾疾病—诊疗 IV.①R692-44

中国版本图书馆CIP数据核字（2015）第112953号

策划编辑	徐扬科　谭建新
责任编辑	金　陵
责任校对	刘宏岩
责任印制	李春利
封面设计	周新河
版式设计	潘通印艺文化传媒·ARTSUN

出　版	中国科学技术出版社
发　行	科学普及出版社发行部
地　址	北京市海淀区中关村南大街16号
邮　编	100081
发行电话	010-62103130
传　真	010-62179148
投稿电话	010-62176522
网　址	http://www.cspbooks.com.cn

开　本	720mm×1000mm　1/16
字　数	176千字
印　张	11
印　数	1-10000册
版　次	2015年7月第1版
印　次	2015年7月第1次印刷
印　刷	北京东方明珠印刷有限公司

书　号	ISBN 978-7-5046-6924-7/R·1828
定　价	30.00元

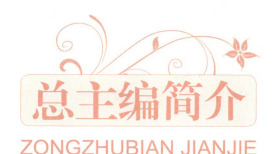

总主编简介

ZONGZHUBIAN JIANJIE

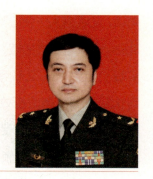

　　郑静晨，中国工程院院士、国务院应急管理专家组专家、中国国际救援队副总队长兼首席医疗官、中国武警总部后勤部副部长兼武警总医院院长，中国武警总医院现代化医院管理研究所所长。现兼任中国医学救援协会常务副会长、中国医院协会副会长、中国灾害防御协会救援医学会副会长、中华医学会科学普及分会主任委员、中国医院协会医院医疗保险专业委员会主任委员、中国急救复苏与灾害医学杂志常务副主编等，先后被授予"中国优秀医院院长"、"中国最具领导力院长"和"杰出救援医学专家"荣誉称号，2006年被国务院、中央军委授予一等功。

　　"谦谦为人，温润如玉；激情似火，和善如风"和敬业攀登、意志如钢是郑静晨院士的一贯品格。在他带领的团队中，秉承了"特别能吃苦、特别能学习、特别能合作、特别能战斗、特别能攻关、特别能奉献"的六种精神，瞄准新问题、开展新思维、形成新思路、实现新突破、攻克前进道路上的一个又一个堡垒，先后在现代化医院管理、灾害救援医学、军队卫勤保障、医学科学普及、社会公益救助等领域做出了可喜成就。

　　在现代化医院管理方面，凭借创新思维实施了"做大做强、以优带强"与"整体推进、重点突破"的学科发展战略，秉承"不图顶尖人才归己有，但揽一流专家为我用"的广义人才观，造就了武警总医院在较短时间内形成肝移植外科、眼眶肿瘤、神经外科、骨科等一批知名学科，推动医疗技术发展的局面。凭借更新理念，实施"感动服务"、"极致化服务"和"快捷服务补救"的新举措，通过开展"说好接诊一句话，温暖病人一颗心"和"学习白求恩，争当合格医务人员"等培训，让职业化、标准化、礼仪化走进医院、走进病区，深化了卫生部提出的开展"三好一满意"活动的实践。凭借"他山之石可以攻玉"的思路，在全军医院较先推行了"标杆管理"、"精细化管理"、"落地绩效管理"、"质量内涵式管理"、"临床路径管理"和"研究型医院管理"等，有力地促进了医院的可持续发展。

在灾害救援医学领域，以重大灾害医学救援需求为牵引，主持建立了灾害救援医学这门新的学科，并引入系统优化理论，提出了"三位一体"救治体系及制定预案、人员配备、随行装备、技能培训等标准化方案，成为组建国家和省（市）救援体系的指导性文件。2001年参与组建了第一支中国国际救援队，并带领团队先后十余次参加国内外重大灾害医疗救援，圆满完成了任务，为祖国争得了荣誉，先后多次受到党和国家领导人的接见。

在推广医学科普上，着眼于让医学走进公众，提高公众的科学素养，帮助公众用科学的态度看待医学、理解医学、支持医学，有效贯通医患之间的隔阂。提出了作为一名专家、医生和医务工作者，要承担医学知识传播链中"第一发球员"的神圣职责，促使医、患"握手"，让医患关系走向和谐的明天。科普是一项重要的社会公益事业，受益者是全体公民和整个国家。面对科普队伍严重老龄化，科普创作观念陈旧，运行机制急功近利等现象，身为中华医学会科学普及分会主任委员，他首次提出了"公众健康学"、"公众疾病学"和"公众急救学"等概念，并吸纳新鲜血液，培养年轻科普专家，广泛开展学术活动，利用电视和报纸两大载体，加强对灾害救援、现场急救、科技推广、营养指导、健康咨询等进行科普宣传，极大地提高了我国公众的医学科学素养。

在社会公益救助方面，积极响应党中央、国务院、中央军委的号召，发扬人民军队的优良传统，为解决群众"看病难、看病贵"及构建和谐社会，自2005年武警总医院与中国红十字会在国内率先开展了"扶贫救心"活动，先后救助贫困家庭心脏病患儿两千余人。武警总医院由此获得了"中国十大公益之星"殊荣，郑静晨院士获得全国医学人文管理奖。2001年，武警总医院与中华慈善总会联手启动了"为了我们的孩子——救治千名少数民族贫困家庭先心病患儿"行动,先后赴新疆、西藏少数民族地区开展先心病儿童筛查,将有手术适应证的患儿转运北京治疗,以实际行动践行了党的惠民政策,密切了民族感情,受到中央多家主流媒体的跟踪报道。

"书山有路勤为径,学海无涯苦作舟。"郑静晨院士勤奋好学、刻苦钻研,不仅在事业上取得了辉煌成就,在理论研究、学术科研领域也成绩斐然。先后主编《灾害救援医学》《现代化医院管理》《内科循证诊治学》等大型专著5部,发表学术论文近百篇,先后以第一完成人获得国家和省部级科研成果二等奖以上奖7项,其中《重大自然灾害医疗救援体系的创建及关键技术、装备研发与应用》获得国家科技进步二等奖,《国际灾害医学救援系列研究》获得华夏高科技产业创新一等奖,《国内国外重大灾害事件中的卫勤保障研究》获得武警部队科技进步一等奖等。目前,还承担着多项国家、全军和武警科研课题,其中"各种自然灾害条件下医疗救援队的人员、装备标准化研究"为国务院指令性课题。

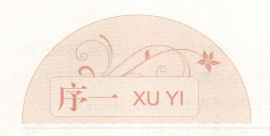

序一 XU YI

　　健康是人类的基本需要，人人都希望身心健康。世界卫生组织公布的数据表明，人的健康和寿命状况40%取决于客观环境因素，60%取决于人体自身因素。长期以来，人们把有无疾病作为健康的标准。这个单一的健康观念仅关注疾病的治疗，而忽视了疾病的预防，是一种片面的健康观。

　　在我国，人口老龄化及较低的健康素养教育水平，构成了居民疾病转型的内在因素，慢性非传染性疾病已经成为危害人民健康的主要公共卫生问题，其发病率一直呈现明显上升趋势。据统计，在我国每年约1000万例各种因素导致的死亡中，以心血管疾病、糖尿病、慢性阻塞性肺病和癌症为主的慢性病所占比例已超过80%，已成为中国民众健康的"头号杀手"。慢性病不仅严重影响社会劳动力的发展，而且已经成为导致"看病贵"、"看病难"的主要原因，由慢性病引起的经济负担对我国社会经济的和谐发展形成越来越沉重的压力，考验着我国的医疗卫生体制改革。

　　从某种层面理解，作为一门生命科学，医学是一门让人遗憾的学科，大多数疾病按现有的医学水平是无法治愈的。作为医生该如何减少这样的困境和尴尬？怎样才能让广大普通老百姓摆脱疾病、阻断或延缓亚健康而真正享受健康的生活？众所周知，国家的繁荣昌盛，离不开高素质的国民，离不开科学精神的浸染；同样，医学科学的进步和疾病预防意识的提升，需要从提高民众的医学科普素质入手。当前，我国民众疾病预防意识平均高度在世界同等国家范围内处于一个较低水平，据卫生部2010年调查结果显示，我国居民健康素养水平仅为6.48%，其中居民慢性病预防素养最低，在20个集团国中排名居后。因此，我们作为卫生管理者、医务工作者，应该努力提高广大民众的医学科学素养，让老百姓懂得疾病的规律，熟悉自我管理疾病的知识，掌握改变生活方式的技巧，促进和提高自我管理疾病的能力，逐步增强疾病预防的意识，这或许是解决我国医疗卫生体系现在所面临困境的一种很好的方式。中华医学会科学普及分会主任委员郑静晨院士领衔主编的《人生必须知道的健康知识科普系列丛书》，正是本着这样的原则，集诸多临床专家之经验，耗时数载，几易其稿，最终编写而成的。

这套医学科普图书具有可读性、趣味性和实用性，有其鲜明的特点：一是文字通俗易懂、言简意赅，采取图文并茂、有问有答的形式，避免了生涩的专业术语和难解的"医言医语"；二是科学分类、脉络清晰，归纳了专家经验集锦、锦囊妙计和肺腑之言，回答了医学"是什么？""为什么？""干什么？"等问题；三是采取便于读者查阅的方式，使其能够及时学习和了解有关医学基本知识，做到开卷有益。

我相信，在不远的将来，随着社会经济的进步，全国人民将逐步达到一个"人人掌握医学科普知识，人人享受健康生活"的幸福的新阶段！

中国医院协会会长　　黄洁夫

二〇一二年七月十六日

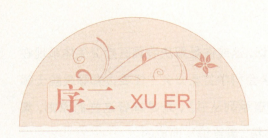

科普——点燃社会文明的火种

　　科学，是人类文明的助推器；科学家，是科学传播链中的"第一发球员"。在当今社会的各个领域内，有无数位卓越科学家和科普工作者，以他们的辛勤劳动和聪明智慧，点燃了社会文明的火种，有力地促进了社会的发展。在这里，就有一位奉献于医学科普事业的"第一发球员"——中华医学会科学普及分会主任委员郑静晨院士。

　　2002年6月29日，《中华人民共和国科学技术普及法》正式颁布，明确了科普立法的宗旨、内容、方针、原则和性质，这是我国科普工作的一个重要里程碑，标志着科普工作进入了一个新阶段。2006年2月6日，国务院印发了《全民科学素质行动计划纲要（2006—2010—2020年）》（以下简称《科学素质纲要》）。6年来，《科学素质纲要》领导小组各成员单位、各级政府始终坚持以科学发展观为统领，主动把科普工作纳入全民科学素质工作框架之内，大联合、大协作，认真谋划、积极推进，全民科学素质建设取得了扎扎实实的成效。尽管如此，我国公民科学素质总体水平仍然较低。2011年，中国科协公布的第八次中国公民科学素养调查结果显示，我国具备基本科学素养的公民比例为3.27%，相当于日本、加拿大和欧盟等主要发达国家和地区在20世纪80年代末、90年代初的水平。国家的繁荣昌盛，离不开高素质的国民，离不开科学精神的浸染。所以，科普从来不是纯粹的科学问题，而是事关社会发展的全局性问题。

　　英国一项研究称，世界都在进入"快生活"，全球城市人走路速度比10年前平均加快了10%，而其中位居前列的几个国家都是发展迅速的亚洲国家。半个多世纪以前，世界对中国人的定义还是"漠视时间的民族"。而如今，在外国媒体眼中，"中国人现在成了世界上最急躁、最没有耐性的地球人"。

人的生命只有一次，健康的生命离不开科学健康意识的支撑。在西方发达国家，每年做一次体检的人达到了80%，而在我国，即使是在大城市，这一比例也只有30%～50%。我国著名的心血管专家洪昭光教授曾指出：目前的医生可分为三种。一种是就病论病，见病开药，头痛医头，脚痛医脚，只治病，不治人。第二种医生不但治病，而且治人，在诊病时，能关注患者心理问题，分析病因，解释病情，同时控制有关危险因素，使病情全面好转，减少复发。第三种医生不但治病和治人，而且能通过健康教育使人群健康水平提高，使健康人不变成亚健康人，亚健康人不变成患者，早期患者不变成晚期患者，使整个人群发病率、死亡率下降。

由郑静晨院士担任总主编的《人生必须知道的健康知识科普系列丛书》的正式出版，必将为医学科普园里增添一朵灿然盛开的夏荷，用芬芳的笑靥化解人间的疾苦折磨，用亭亭的气质点缀人们美好生活。但愿你、我、他一道了解医学科普现状，走近科普人群，展望科普未来，共同锻造我们的医药卫生科技"软实力"。

是为序。

中国科协书记处书记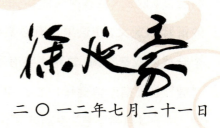

二〇一二年七月二十一日

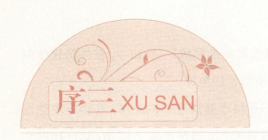

序三 XU SAN

　　"普及健康教育，实施国民健康行动计划"。这是国家《"十二五"规划纲要》中对加强公共卫生服务体系建设提出的具体要求，深刻揭示了开展健康教育，普及健康知识，提高全民健康水平的极端重要性，是建设有中国特色社会主义伟大事业的目标之一，是改善民生、全面构建和谐社会的重要条件和保障，也是广大医务工作者的职责所系、使命所在。

　　人生历程，生死轮回，在飞逝而过的时光岁月里，在玄妙繁杂的尘世中，面对七情六欲、功名利禄、得失祸福以及贫富贵贱，如何安度人生，怎样滋养健康并获得长寿？是人类一直都在苦苦追问和探寻的命题。为了解开这一旷世命题，千百年来，无数名医大师乃至奇人异士都对健康作了仁者见仁、智者见智的注解。

　　为此，我们有必要先弄明白什么是健康？其实，在《辞海》《简明大不列颠百科全书》以及《世界卫生组织宪章》等词典文献中，对"健康"一词都作过明确的解释和定义，在这里没有必要再赘述。而就中文语义而言，"健康"原本是一个合成的双音节词，这两个字有不同的起源，含义也有较大的差别。具体地讲，"健"主要指形体健硕、强壮，因此，有健身强体的日常用语。《易经》中"天行健，君子以自强不息"说的就是这个意思；而"康"主要指心态坦荡、宁静，像大地一样宽厚、安稳，因此，有康宁、康泰、安康的惯常说法。孔圣人所讲的"仁者寿、寿者康"阐述的就是这个道理。据此，我的理解是"健"与"康"体现了中国文化的二元共契与两极互动，活脱就像一幅阴阳互补、和谐自洽的太极图：健是张扬，是亢奋，是阳刚威猛，强调有为进取；康是温宁，是收敛，是从容绵柔，强调无为而治。正如《黄帝内经》的《灵枢·本神》篇里所讲的"智者之养生也，必顺四时而适寒暑，和喜怒而安居处，节阴阳而调刚柔，如是，则避邪不至，长生久视"那样，才能使自己始终处于一个刚柔相济、阴阳互补的平衡状态，从而达到养生、健康、长寿的目的。而至于那种认为"不得病就意味着健康"的认识，是很不全面的。因为事实上，人生在世，吃五谷杂粮，没有不得病的。即使没有明显的疾病，每个人对健康与否的感觉也具有很大的主观性和差异性。换句话说，觉得身体健康，不等于身体没病。《健康手册》的作者约翰·特拉维斯就曾经说过："健康的人并不必须是强壮的、勇敢的、成功的、年轻的，甚至也不是不得病的。"所以，我认为，健康是相对的、动态的，是身体、心灵与精神健全的完美结合和综合体现，是生命存在的最佳状态。

如果说长寿是人们对于明天的希冀，那么健康就是人们今天需要把握的精彩。从古到今，人们打破了时间和疆界的藩篱，前赴后继，孜孜以求，在奔向健康的路上，王侯将相与布衣白丁，医生、护士与患者无不如此。从"万寿无疆"到"永远健康"，这里除了承载着一般人最原始最质朴的祈求和祝愿外，也包含了广大民众对养生长寿之道的渴求。特别是随着社会的进步、经济的发展、人们生活水平和文明程度的提高，健康已成为当下大家最为关注的热点、难点和焦点问题，一场全民健康热、养生热迅速掀起。许多人想方设法寻访和学习养生之道，有的甚至道听途说，误入歧途。对此，我认为当务之急就是要帮助大家确立科学全面的养生观。其实，古代学者早就提出了"养生贵在养性，而养性贵在养德"的理论。孔子在《中庸》中提出"修生以道，修道以仁"，"大德必得其寿"，讲的就是有高尚道德修养的人，才能获得高寿。而唐代著名禅师石头希迁（又被称为"石头和尚"）无际大师，91岁时无疾而终。他曾为世人开列的"十味养生奇方"中的精要就在于养德。他称养德"不劳主顾，不费药金，不劳煎煮"，却可祛病健身，延年益寿。德高者对人、对事胸襟开阔，无私坦荡，光明磊落，故而无忧无愁，无患无求。身心处于淡泊宁静的良好状态之中，必然有利于健康长寿。而现代医学也认为，积德行善，乐于助人的人，有益于提高自身免疫力和心理调节力，有利于祛病健身。由此，一个人要想达到健康长寿的目的，必须进行科学全面的养生保健，并且要清醒地认识到：道德和涵养是养生保健的根本，良好的精神状态是养生保健的关键，思想观念对养生保健起主导作用，科学的饮食及节欲是养生保健的保证，正确的运动锻炼是养生保健的源泉。

"上工不治已病治未病"，意思是说最好的医生应该预防疾病的发生，做到防患于未然。这是《黄帝内经》中最先提出来的防病养生之说，是迄今为止我国医疗卫生界所遵守的"预防为主"战略的最早雏形。其中也包含了宣传推广医学科普知识，倡导科学养生这一中国传统健康文化的核心理念。然而，实事求是地讲，近些年来，在"全民养生"的大潮中，相对滞后的医学科普宣传，却没能很好地满足这一需求。以至于出现了一个世人见怪不怪的现象：内行不说，外行乱说；不学医的人写医，不懂医的人论医。一方面，老百姓十分渴望了解医学防病、养生保健知识；另一方面，擅长讲医学常识、愿意写科普文章的专家又太少。加之，中国传统医学又一直信奉"大医隐于民，良药藏于乡"的陈规，坚守"好酒不怕巷子深"的陋识，由此，就为那些所谓的"神医大师"们粉墨登场提供了舞台和机会。可以这么说，凡是"神医大师"蜂拥而起、兴风作浪的时候，一定是医疗资源分配不均、医学知识普及不够、医疗专家作为不多的时候。从2000年到2010年，尽管"邪门歪道"层出不穷，但他们骗人的手法却如出一辙：出书立传、上节目开讲坛，乃至卖假药卖伪劣保健品，并冠以"国家领导人保健医生"、"中医世家"、"中医教授"等虚构的身份、虚构的学历掩人耳目，自欺欺人。这些乱象的出现，我认为，既有医疗体制上的多种原因，也有传统文化上的深刻根源，既是国人健康素养缺失的表现，更是广大医务工作者没有主动作为的失职。因此，我愿与同行们在痛定思痛之后，勇敢地站出来，承担起维护医学健康的社会责任。

无论是治病还是养生，最怕的是走弯路、走错路，要知道，无知比疾病本身更可怕。世界卫生组织前总干事中岛宏博士就曾指出："许多人不是死于疾病，而是死于无知。"综观当今医学健康的图书市场，养生保健类书籍持续热销，甚至脱销。据统计，在2009年畅销书的排行榜上，前20名中一半以上与养生保健有关。到目前为止，全国已有400多家出版社出版了健康类图书达数千种之多。而这其中，良莠不齐，鱼目混珠。鉴于此，出于医务工作者的良知和责任，我们以寝食难安的心情、扬清激浊的勇气和正本清源的担当，审慎地邀请了既有丰富临床经验又热衷于科普写作的医疗专家和学者，共同编写了这套实用科普书籍，跳出许多同类书籍中重知识宣导、轻智慧启迪，重学术堆砌、轻常识普及，重谈医论病、轻思想烛照的束缚，从有助于人们建立健康、疾病、医学、生命认识的大视野、大关怀、大彻悟的目的出发，以常见病、多发病、意外伤害、诊疗手段、医学趣谈等角度入手，系统地介绍了一系列丰富而权威的知病治病、自救互救、保健养生、康复理疗的知识和方法，力求使广大读者一看就懂、一学就会，从而相信医学，共享健康。

最后，我想坦诚地说，单有健康的知识，并不能确保你一生的健康。你的健康说到底，还是应该由自己负责，没有任何人能替代。你获得的知识、学到的技巧、养成的习惯、作出的选择以及日复一日习以为常的生活方式，都会影响并塑造你的健康和未来。因此，我们必须从现在开始，并持之以恒地付诸实践、付诸行动。

　　以上就是我们编写此书的初衷和目的。但愿能帮助大家过上一种健康、幸福、和谐、美满的生活，使我们的生命更长久！

武警总医院院长　　郑静晨

二〇一二年七月于北京

前言 QIANYAN

　　肾脏作为我们身体的重要器官成员，在保持体内环境稳定、维持正常新陈代谢方面有着卓越的贡献。但是随着人类生活方式及生活环境的改变，肾脏的健康状况令人堪忧，慢性肾脏病已经成为继心脑血管疾病、肿瘤、糖尿病之后的，又一直接威胁人类生命健康的"沉默杀手"。

　　在我国初步调查的一组数据令人触目惊心，40岁以上人群慢性肾脏病患病率约为9.0％。粗略计算一下，在我国庞大人口基数上，肾病发患者数可达1亿以上！可见慢性肾脏病已经悄无声息的闯入了我们的生活。俗话说"福无双至，祸不单行"，慢性肾脏病天生怕寂寞，总是与糖尿病、高血压以及心脑血管疾病相伴而行。一方面，它是导致上述疾病高发生率、高死亡率的重要助推手；另一方面，糖尿病、高血压等疾病的发展也会损害到肾脏健康。近期临床研究再次印证了这一事实，慢性肾病患者心血管不良事件，及动脉粥样硬化性心血管病比正常人群高出20倍以上。

　　肾脏病的治疗并非朝夕之事，漫长的治疗周期、替代治疗费用高昂、机体疾病的长期迁延都令人陷入绝望，患者往往背负着身心、经济等多重负担，许多尿毒症患者甚至痛苦地将自己的生命划入"死缓"之列。为了让更多的人远离肾脏病的泥沼，我们编写了这本通俗易懂的关于肾脏相关知识的书籍，以使广大民众远离损伤肾脏的不良生活习惯，并对可能导致肾脏损伤的疾病如高血压、糖尿病和吸烟、滥用药物等进行及早有效的预防和控制。将这些潜在的危险隐患及时控制排除，是降低肾脏病发病率的基本途径。

　　希望通过《肾脏内科·呵护你的肾脏》这本书籍，能够让读者认识到肾脏这位居住在我们身体内的乐于贡献但沉默寡言的家庭成员之重要性，了解它的结构、生理功能、患病症状以及治疗预防等方面的相关知识，在日常生活中能够善待呵护我们的肾脏，让它能够在体内正常地发挥所能，为我们身体的健康保驾护航，共度生命中精彩的时时刻刻。

张建荣

二〇一四年十月

C 目录
ONTENTS

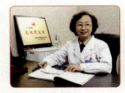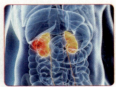

了解我们的肾脏

肾脏疾病的常见症状

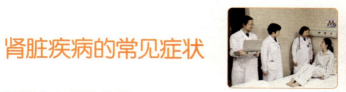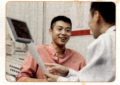

肾脏都有哪些疾病

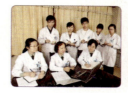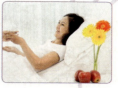

如何检查出肾脏病

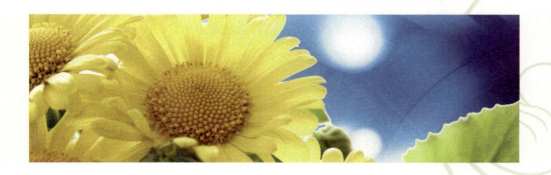

血液净化

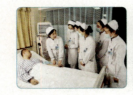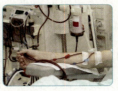

肾脏病的预防和保健

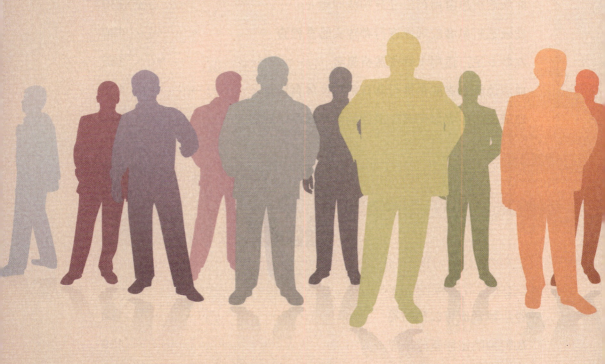

LIAOJIE WOMEN DE SHENZANG

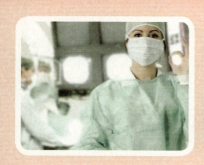
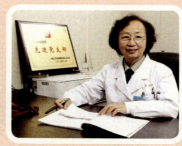
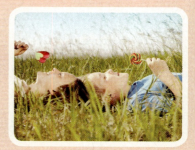

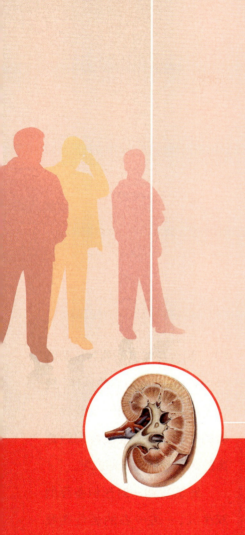
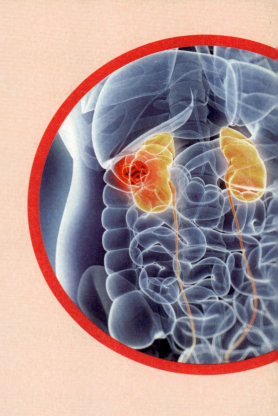

了解我们的肾脏

肾脏的位置和结构

肾脏的位置和形态

肾脏是我们体内重要的长住居民，与我们朝夕同处，配合身体其他器官一同协调配合，悉心经营身体每时每刻的正常运转，对于这位和我们亲密相伴的伙伴，绝大多数人都只是有一个模糊大概的印象，现在就让我们近距离的探访肾脏这位朋友吧。

肾脏犹如一对形似蚕豆的双生儿，一左一右的居住在我们身体内，具体位置位于腹膜后脊柱两旁，呈上下不对称排列，右肾的位置比左肾稍低约1~2厘米。医学上把竖脊肌外侧缘与第12肋之间的部位称做肾区。当我们到医院看病时，医生检查肾脏病查体时会触压或叩击这个区域，如有疼痛则

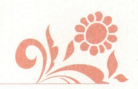

肝静脉　膈下动脉　食管

下腔静脉
肾上腺
肾
睾丸动脉

输尿管
腰大肌
腰小肌
髂肌
髂总动脉
生殖股神经
股神经
膀胱

膈
腹腔干
肠系膜上动脉
肾动脉
肾静脉
主动脉腹部
肋下神经
腰方肌
髂腹下神经
髂腹股沟神经
股外侧皮神经
直肠

腹后壁（示肾及输尿管的位置）

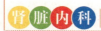

为肾区压痛或叩击痛阳性,提示于与肾脏有关的疾病。

肾脏的个头有多大呢? 它是因人而异的,一般而言,正常成年男性肾脏的平均体积为11厘米×6厘米×3厘米,左肾略大于右肾,平均重量为150克。女性肾脏的体积和重量比同龄的男性略小。肾的外侧缘隆凸,内缘中间凹陷,叫肾门,是肾脏的血管、神经、淋巴管和输尿管出入的门户。

肾脏的结构

肾脏这位默默无闻的奉献者,对我们的正常代谢起到至关重要的作用,这位大功臣不但工作出色,"内涵"也十分丰富,今天我们就来了解一下肾脏的内部结构组成。

肾脏对人体的正常代谢起到了非常重要的作用,大家对肾脏的内部结构是否了解呢? 下面我们就一起学习一下肾脏的内部结构。

肾脏内部分为肾实质和肾盂两部分。肾实质分两层:肾实质位于外层,占1/3,有许多细小红色点状颗粒状的肾小球;内层为肾髓质,占2/3,有许多细小条纹状的肾小管。肾髓质由10~20个椎体形的肾椎体构成,其主要组织是集合管。肾椎体的尖端称肾乳头,每一个肾乳头有10~20个乳头管,尿液由此流出。肾椎体与肾小盏相连接,每肾有7~8个肾小盏,相邻2~3个肾小盏合成一个肾大盏,每肾有2~3个肾大盏,肾大盏汇合成前后扁平的漏斗状的肾盂。肾盂出肾门后逐渐缩窄变细下行,移行为输尿管。

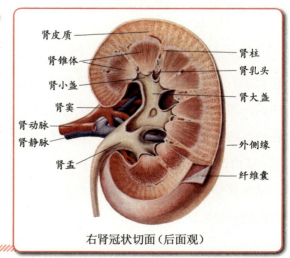

右肾冠状切面(后面观)

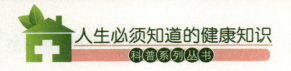
肾脏的组成单位

肾单位

　　肾单位，这个抽象的概念让大家理解起来着实有些困难，那肾单位到底是什么呢?接下来就要为您揭开肾单位的神秘面纱。

　　肾脏形成尿液的结构和功能单位被称为肾单位，由肾小体和肾小管组成，每个肾脏约有120万个肾单位。肾单位与集合小管共同行使泌尿功能。肾小体有肾小囊和肾小球组成。肾小体有两端和两极，微动脉出入的一端称血管极; 另一端在血管极的对侧，肾小囊与近端小管相连接称尿极。

肾小球

　　肾小球相较于肾单位来说，就能够比较形象的进行比喻了，它就像是包在肾小囊中的一团毛线球，这些"毛线"就是许多弯曲的毛细血管，毛细血管汇成一条出球小动脉，从血管极处离开肾小囊。肾小球的入球小动脉管径较出球小动脉粗，故血管球内的血压较一般毛细血管的高。

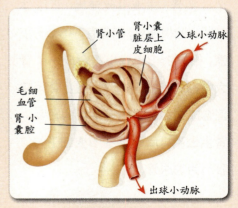

肾小球

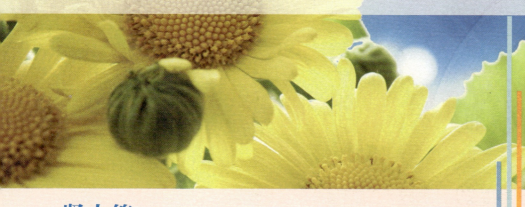

肾小管

　　知道了肾单位、肾小球的概念，我们再来了解一下什么是肾小管。肾小管是由单层上皮组织围成的小管。肾小管分为近端小管、细段和远端小管三部分，近端小管与肾小囊相连，远端小管连接集合小管。肾小管有重吸收原尿中的某些成分和排泄等作用。

肾间质

　　在肾脏血管和肾小球之间存在着一片蜂窝状的区域，它就是肾间质，肾间质为疏松的结缔组织构成，细胞之间有着含量非常丰富的基质含量。皮质中结缔组织含量较少，主要是一些网状纤维和胶原纤维交织分布于各种实质成分之间。间质细胞以成纤维细胞为最多，其次为巨噬细胞。由髓质带到肾乳头，结缔组织数量逐渐增加，而以肾乳头处最多。肾乳头处集合小管、直血管之间为疏松结缔组织，细胞间质含量丰富，有利于渗透扩散，肾血管周围也有较多的网状纤维，具有支持作用。肾髓质中的细胞为间质细胞，可产生前列腺素，也可产生促红细胞生成因子。

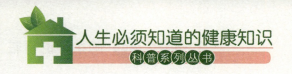

肾脏的血液供应

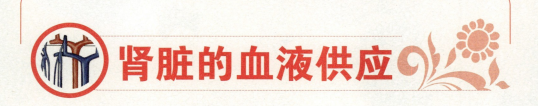

　　一份辛勤付出总会有一份欣慰收获，寡言少语无私奉献的肾脏得到了"物资供应大管家"的格外照顾，心脏排血量的20%～25%都得以特批供应给肾脏，有了丰富的血液供应，肾脏工作起来更是得心应手。

　　复杂的血管通路从肾动脉开始，然后逐级分支形成若干毛细血管球，肾动脉直接由腹主动脉分出，经肾门入肾后分为数支叶间动脉，在肾柱内上行至皮质与髓质交界处，横行分支为弓行动脉。弓行动脉分出若干小叶间动脉，呈放射状走行与皮质迷路内，直达被膜下形成毛细血管网。小叶间动脉沿途向两侧分出许多入球小动脉进入肾小体，形成血管球，再汇合成出球小动脉。皮质部肾单位的出球小动脉离开肾小体后又分支形成球后毛细血管网，分布在肾小球周围。毛细血管网依次汇合成小叶间静脉、弓行静脉和叶间静脉，它们与相应动脉伴行，最后形成肾静脉出肾。髓旁肾单位的出球小动脉不仅形成球后毛细血管网，而且还发出若干直小动脉直行降入髓质，又返折直行上升为直小静脉，构成"U"形直血管袢，与肾血管袢结伴相行，对尿液的稀释和浓缩进行调节作用。

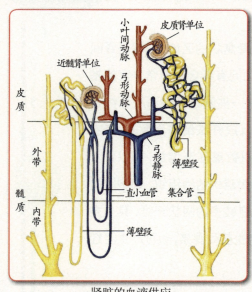

肾脏的血液供应

肾脏的强大功能

尿液是怎么形成的

尿液是肾脏这个清道夫主要的工作成果之一,尿液是有95%的水分和5%的代谢物组成,一个体重70公斤的成年人,肾小球每日滤过约180升的液体,也就是原尿,这条"内流河"在经过肾小管等一系列流程处理,最终会有1.5升左右液体形成"外流河",经由尿道排出体外。

现在你一定很好奇自己身体内这个强大的水循环系统吧,肾脏这个循环专家就要给大家解析自己的日常工作。尿液形成的经过是这样的,血液经肾动脉进入肾小球时,分子量70000以下的物质如葡萄糖、多肽、尿素、电解质等可通过滤过膜,随水分通过筛孔滤出,滤至肾小囊腔内;而血细胞及大分子蛋白质(分子量比血红蛋白大的蛋白质)等,则不能通过或被选择性滤过(这取决于被滤过物质的大小、电荷性质和分子形成等因素),仍留在血管内重新返回体内,此时滤出的液体称作原尿。原尿经肾脏独特的肾小管和集合管系统及供应肾小管、集合管的肾血管系统的浓缩稀释和重吸收功

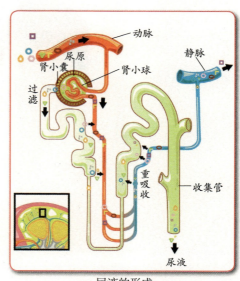

尿液的形成

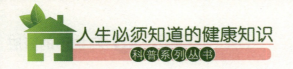
能，99%的水分被吸收回体内，营养成分几乎也被全部重吸收，只剩下机体的代谢废物和很少的水分排出，就形成了尿液。

调节水电解质及酸碱平衡

（1）水平衡的调节：从肾小球滤出的水近80％在近端小管及髓袢降支被重吸收。在细胞基底膜有一个叫做Na+－k+－ATP酶的结构，可以将钠离子主动地泵入细胞间液，以保持细胞内钠的平衡。肾对尿液的稀释浓缩主要发生在远端小管和集合管。滤液进入髓袢后，通过逆流倍增机制被浓缩。每天形成终尿只有1.8升。

（2）电解质平衡的调节：肾脏是钠、钾、氯的主要排泄场所。98％以上的钠离子被肾小管和集合管重吸收，其中大部分在近曲小管完成，其次为髓袢升支、远曲小管和集合管。98％的钾离子在近曲小管重吸收，剩余部分在髓袢被重吸收。

（3）酸碱平衡的调节：人体产生的固定酸，通过肾小管自尿中排出。近曲小管、

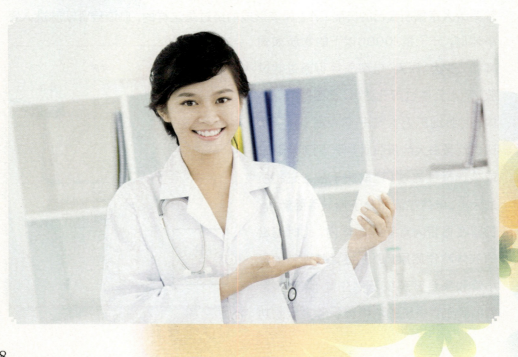

远曲小管、集合管细胞都可以排泌氢离子。肾小管在排出酸性尿时，通过氢离子和钠离子的交换，生成新的碳酸氢盐，从而使在其他调节机制中损失的碳酸氢盐得到补充。肾脏通过对肾小球滤过的碳酸氢盐的重吸收和生成新的碳酸氢盐，使细胞外液中的碳酸氢盐的浓度保持稳定，从而维持了体液的酸碱平衡。

神奇的内分泌功能

了解我们的肾脏

肾脏是一位身兼多职的技术能手，除了担任调节身体内水电解质、维持酸碱平衡的职务之外，还承担着内分泌的功能。主要有以下四点：

（1）分泌肾素、前列腺素、激肽：通过肾素—血管紧张素—醛固酮系统和激肽—缓激肽—前列腺素系统来调节血压和水盐代谢。

（2）分泌促红细胞生成素：促红细胞生成素作用于骨髓刺激骨髓造血。

（3）分泌1-α羟化酶：1-α羟化酶使维生素D转化为活性维生素D，调节机体的钙磷代谢。

（4）肾脏也是许多内分泌激素降解的场所：如胰岛素、胃肠激素等，当肾功能不全时这些激素的半衰期明显延长，激素会在体内蓄积，并可引起代谢紊乱。

（本章编者：张建荣）

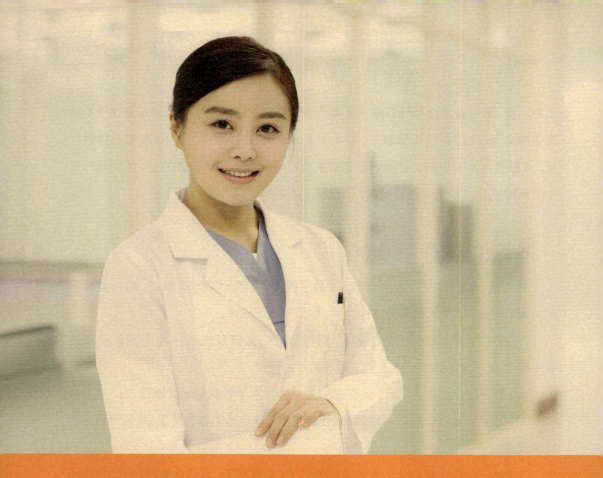

SHENZANGJIBING DE CHANGJIANZHENGZHUANG

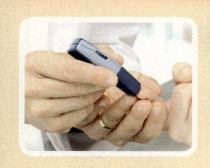
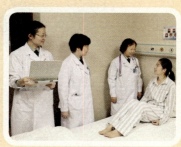
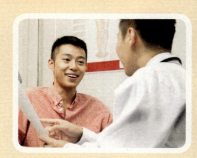

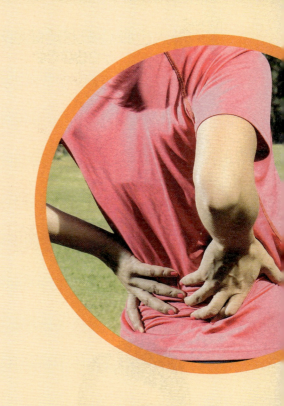

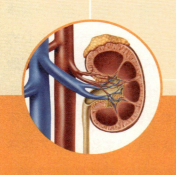

肾脏疾病的常见症状

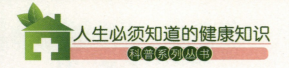

 # 肾脏病有哪些表现

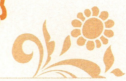

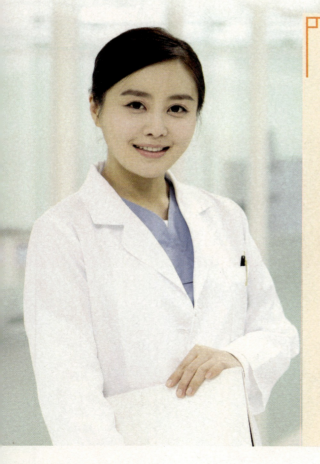

可以毫不夸张地说肾脏是人体器官中最吃苦耐劳的一位，冠心病发作了会胸闷胸痛，胃肠道有了问题会恶心呕吐，心脑血管出险了会头晕耳鸣甚至昏厥，但是肾脏有了不适却不懂得适时求救，那些不易察觉到的微小信号，往往被人们忽略，觉得自己是困了，累了，没有休息好，犯不着到医院做检查，而肾脏病也就在大家不经意间潜伏了下来。

今天我们就要研究一下，不善表达的肾脏是如何向我们发出求救信号的，这些小信号都有哪些? 具体的表现是什么?

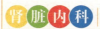

水肿

水肿听起来很好识别，但并不是每个人都知道肾病引起水肿的特点哦。

水肿可以由不同的原因引起。简单地讲水肿是局部皮肤苍白、看上去变得很薄，甚至撑得发亮，手指按压有明显的凹陷，松开后须数至1分钟才能平复。肾脏病可出现水肿，但水肿并不一定就得了肾脏病，必须结合全身情况才能做出诊断，因此，最好到医院就诊，避免贻误病情。

为了让大家更好的辨别水肿，编者将常见水肿成因做了小汇总，和大家一起分享。

肾脏疾病的常见症状

（1）心源性水肿：见于各种心脏病引起的充血性心力衰竭。

（2）肾源性水肿：急慢性肾小球肾炎、肾病综合征和肾功能不全均可以有水肿。肾脏病水肿的特点是早晨起床后眼睑或颜面水肿明显，午后逐渐消退，劳累后加重，休息后减轻。严重时可在身体低垂部位同时出现水肿，位置如双脚踝内侧、双下肢、腰骶部等等。尿常规检查有蛋白和（或）潜血。

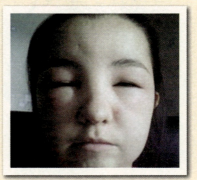

水肿

（3）肝源性水肿：多见于肝硬化。

（4）营养不良性水肿：见于长期饥饿、厌食和胃肠疾病等。

（5）内分泌性水肿：见于肾上腺皮质功能亢进、甲状腺功能低下。

（6）局限性水肿：静脉曲张、血栓性静脉炎等。

（7）特发性水肿：原因不能确定，多见于妇女，往往与月经周期有关。

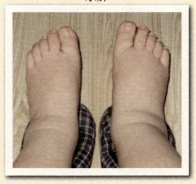

水肿

腰痛

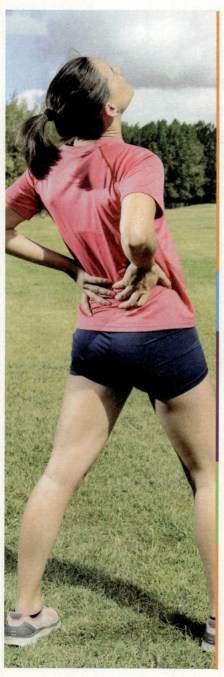

因腰痛来肾科门诊看病的患者比较多，腰痛是以腰部一侧或两侧疼痛为主要表现的一种临床症状。引起腰痛的原因很多，肾脏疾病可以引起腰痛，还有很多疾病也可以引起腰痛，如腰椎间盘突出症、腰肌劳损等。

肾脏病的腰痛有什么特点呢？肾脏病的腰痛一定会伴有尿常规检查的异常。您要注意尿的外观，如有红色、酱油色或泡沫很多就应该立即到医院就诊，最少先要查个尿常规。另外有些肾脏病会伴有水肿，您也要引起注意，还有些肾脏病还会有肾区的压痛和叩击痛，这点就需要专科医生查体来确定了。

肾脏疾病引起的腰痛主要有以下四类：

（1）肾实质性疾病：主要见于急性肾小球肾炎、急进性肾炎。因为肿大的肾脏牵扯肾脏的外膜，会出现持续的胀痛、钝痛，部分患者还同时有肉眼血尿、浮肿、高血压等，需查尿常规来协助诊断。

（2）感染性肾脏疾病：可见于肾脓肿、急性肾盂肾炎等。多为单侧腰痛，腰部疼痛以至于难以忍受按压和叩击检查，往往还伴有发热、寒战，可通过化验血常规、尿常规和肾脏超声来诊断。

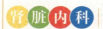

（3）肾肿瘤或肾囊肿：大的肾囊肿或肾肿瘤会牵扯肾包膜，引起持续性胀痛和钝痛，通过肾脏超声或CT可以确诊。

（4）肾结石：结石堵在输尿管时会发生肾绞痛，是发作性的剧烈绞痛，可以向会阴部放射，伴大汗、恶心呕吐，严重时可肉眼见血尿。通过肾脏超声或腹部X线片可以明确诊断。

血尿

正常情况下，尿中是没有红细胞的。血尿是尿中红细胞排泄异常增多，是泌尿系统可能有疾病的信号。泌尿系炎症、结核、结石或肿瘤、外伤、药物等都可以导致血尿。

近年来无明显伴随症状的血尿有增多趋势，大多为肾小球性血尿。小便的颜色用直接的目测可以看到呈洗肉水样或茶水样、酱油色或有血丝和血块称肉眼血尿。如果肉眼能看出尿中有血，那么1000毫升的尿液中起码含有1毫升的血。尿液在显微镜下检查时，每高倍镜下可看到红细胞超过5个，或12小时尿爱迪氏计数红细胞超过50万个，就称为镜下血尿。

血尿伴蛋白尿多为肾炎，需要及时就诊。有些药物可以引起红色尿、如氨基比林、利福平等，应与血尿相鉴别。

蛋白尿

很多患者在拿到尿常规的化验单时，常常对PRO+、PRO2+、PRO3+或PRO4+产生疑问。 PRO是蛋白的缩写，尿中PRO有加号就是蛋白尿。初步检查出蛋白尿异常的患者一定会疑惑，什么是蛋白尿呢？

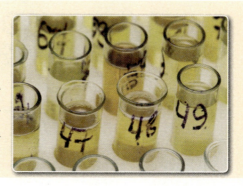

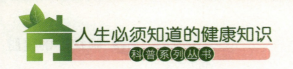
蛋白尿是泌尿系统疾病最常见的临床表现和最早能检测到的指标之一。人体的肾脏就像一个滤器，肾小球毛细血管壁就好像布满网眼的筛子。正常情况下，网眼只可以筛过小分子蛋白质，其中98%在肾小管被吸收回体内，剩余的蛋白质与肾小管及其它尿路上皮细胞分泌的少量粘蛋白一起排出，所以正常人尿中是含有少量蛋白质的，24小时尿中蛋白质的含量约为40～80毫克，最多不超过150毫克。由于量少，尿常规的定性检测为阴性（PRO−）。当尿中的蛋白超过正常的上限（即大于150毫克/日）时，尿常规的蛋白定性试验就呈阳性反应，即蛋白尿。

少尿和无尿

不少人当尿量比以前少，或小便的次数减少，就认为是发生了"少尿"，这种认识是错误的。人的尿量与许多外界因素有关，如出汗、腹泻、呕吐、发热，还有喝水量少等等都可影响尿量。因此，当我们在判定是否少尿时，不要忽视上述因素，这样才能发现尿量减少的原因，对症下药，取得理想的治疗效果。

正常人在一般情况下，24小时尿量为1500毫升左右。若每日尿量少于400毫升，或每小时小于17毫升，称为少尿。如24小时尿量少于100毫升，则称无尿。

少尿和无尿的原因很多，主要有三方面：

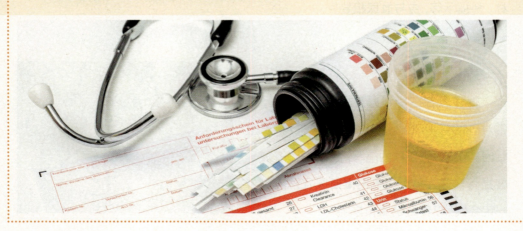

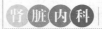

肾前性少尿或无尿

因各种原因引起肾脏供血不足,肾小球滤过率急剧下降所致。

(1)血容量不足:这种原因产生的少尿或无尿,一旦补足血容量可立即恢复正常的尿量。但若不能及时诊断治疗,也可引起严重的肾脏损害,发生急性肾衰竭,表现为少尿、无尿,多见于严重脱水,大出血,大面积烧伤等。

(2)休克:休克时有低血压,进而导致肾脏供血减少,肾小球滤过率严重不足,常常引起少尿或无尿,见于过敏性休克、失血性休克,心源性休克,感染中毒性休克等。

(3)心搏出量减少:因心搏出量减少导致肾脏供血量显著下降,见于左心衰竭,严重心律失常,心包填塞及缩窄性心包炎等。

(4)肝肾综合征:肝硬化晚期严重腹水,可导致肾脏严重灌注不足,继而表现少尿或无尿。一旦肝腹水得到缓解,肾脏功能可随之恢复,尿量增加。肝肾综合征时,肾脏的病理检查是正常的。

肾性少尿或无尿

(1)肾实质性损害:原发肾小球肾炎、继发于系统性红斑狼疮、结节性多动脉炎或感染性心内膜炎、皮肌炎等的肾脏损害,均可引起肾实质损害甚至肾功能损害或衰竭引起少尿或无尿。慢性肾衰竭晚期肾脏萎缩,肾小球滤过率下降,尿量可显著减少甚至无尿;急性肾衰竭的少尿无尿期,也可以表现为少尿无尿。

(2)肾间质性疾患:最常见药物过敏如青霉素、磺胺药物、利福平、氨基糖甙类抗生素等引起肾间质损害。也见于慢性肾盂肾炎晚期肾功能损害。急性肾盂肾炎见于肾乳头坏死。重金属盐类中毒见于汞、铅、砷、金等中毒。

(3)肾血管性疾患:肾皮质血管痉挛或栓塞,肾供血减少引起少尿无尿,见于弥散性血管内凝血(DIC)、妊娠高血压综合征,大面积烧伤等。

肾后性少尿或无尿

常见如结石、肿瘤、前列腺肥大或前列腺癌,糖尿病神经源性膀胱等。

肾脏疾病的常见症状

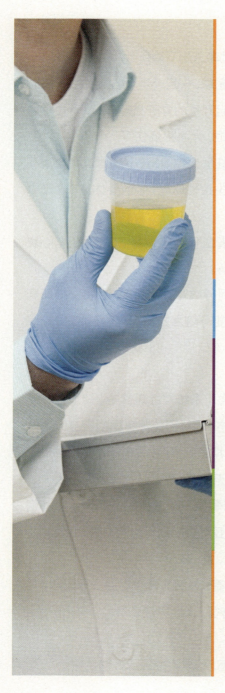

多尿

　　尿液超过多少才算是多尿呢? 正常人的尿量主要决定于每日饮水量,其他如运动量、出汗量和气候等对尿量也有相当大的影响。就肾脏功能来说,尿量的多少则取决于肾小球滤过率和肾小管重吸收能力。

　　24小时尿量多于2500毫升称为多尿。以下原因都可导致多尿:

内分泌与代谢疾病

　　(1)尿崩症:因下丘脑-神经垂体功能减退,抗利尿激素分泌减少,引起肾小管再吸收功能下降而引起多尿。

　　(2)糖尿病:因血糖过高,尿中有大量糖排出,可引起溶质性利尿。血糖升高时,机体为了代谢,增加饮水量以便稀释血液也是引起多尿的原因。

　　(3)钾缺乏:在原发性醛固酮增多症时由于丘脑-神经垂体功能减退,抗利尿激素分泌过少,患者表现狂渴多饮(每日饮水量在4升以上)。多尿失水,随着尿量增加,尿中丢失钾增加而引起顽固性低钾血症。尿量增加,尿比重低于1.006。继发于各种原因长期的低血钾,可引起肾小管空泡变性甚至肾小管坏死,称失钾性肾炎,肾小管重吸收钾障碍,大量钾从尿中丢

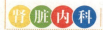

失，患者表现烦渴多尿，实验室检查除低血钾外肾小管功能受损是其特点。

（4）高钙血症：在甲状旁腺功能亢进症或多发性骨髓瘤时，血钙升高损害肾小管，使其再吸收功能下降表现为多尿，同时因高钙形成泌尿系统结石，使肾小管功能进一步受损加重病情。

肾脏疾病引起的多尿

见于慢性肾衰竭的早期，此时以夜尿量增加为其特点。急性肾衰竭的多尿期或非少尿型的急性肾衰竭都可表现多尿，是肾小管浓缩功能障碍的表现。

溶质性多尿

因治疗原因使用甘露醇，山梨醇后，高血糖可表现多尿，若同时应用利尿药物则多尿更显著。

其他

大量饮水、饮茶、进食过咸或过量食糖也可引起多尿。

夜尿量增多

正常人夜尿总量平均约500毫升，相当于全日尿量的1/3左右。若夜尿量增多超过750毫升称为夜尿增多。

诊断夜尿多先要排除生理性的：如睡前大量饮水，特别是饮用浓茶、咖啡、服用利尿剂。高度紧张或神经质患者，当膀胱轻度充盈（少于300毫升）时即有尿意，导致夜间排尿频率增加，甚至造成习惯性夜尿。

在肾脏病中慢性肾炎、肾功能不全者常首先出现夜尿增多。夜尿多反映肾脏浓缩功能减退。由于健存肾单位的减少，白天难以排完体内的代谢废物，需在夜间继续排泄；或因肾小管功能受损，水的重吸收功能减退，导致夜尿增多。

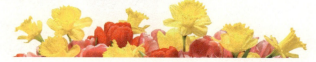

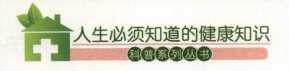

尿路刺激征

尿路刺激征包括尿频、尿急、尿痛。

（1）尿频：指单位时间内排尿次数明显增加。主要见于：

生理性：饮水过多、精神紧张、气候改变。

病理性：排尿次数增多而每次尿量正常，全日总尿量增多，见于糖尿病、尿崩症、急性肾功能衰竭多尿期。排尿次数增多而每次尿量减少，或仅有尿意并无尿液排出，见于膀胱尿道受刺激；膀胱容量减少；下尿路梗阻；神经源性膀胱。

（2）尿急：指一有尿意即要排尿，不能控制。见于急性膀胱炎、尿道炎、前列腺炎、输尿管下段结石、膀胱癌、神经源性膀胱等；少数与精神因素有关。尿急常伴尿频、尿痛。

（3）尿痛：指排尿时膀胱区及尿道受刺激产生疼痛或烧灼感。见于尿道炎、前列腺炎、膀胱结石、膀胱结核、异物、晚期膀胱癌等。尿道炎多在排尿开始时出现疼痛；膀胱炎常在排尿终末时疼痛加重；前列腺炎除有尿痛外，耻骨上区、腰骶部或阴茎头也觉疼痛；膀胱结石或异物，多有尿流中断。其他如理化因素（环磷酰胺、射线等）、肿瘤和异物对膀胱黏膜的刺激也可引起尿痛。

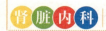

 # 血尿的探究

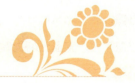

哪些情况可以出现血尿

大部分肾炎患者存在血尿，但有血尿不一定就是得了肾炎。那么有哪些疾病都可以导致血尿出现呢？

肾脏及尿路疾病

（1）炎症：急慢性肾小球肾炎、急慢性肾盂肾炎、急性膀胱炎、尿道炎、泌尿系统结核、泌尿系统霉菌感染等。

（2）结石：肾盂、输尿管、膀胱、尿道等任何部位结石，当结石移动时划破尿路上皮，即容易引起血尿亦容易继发感染。大块结石可引起尿路梗阻甚至引起肾功能损害。

（3）肿瘤：泌尿系统任何部位的恶性肿瘤或邻近器官的恶性肿瘤侵及泌尿道时均可引起血尿发生。

（4）外伤：指暴力伤及泌尿系统。

（5）药物刺激：如磺胺、酚、汞、铅、砷中毒，大量输注甘露醇、甘油等。

（6）先天畸形：多囊肾，薄基底膜肾病。

全身性疾病

（1）出血性疾病：血小板减少性紫癜、过敏性紫癜、血友病、白血病、恶性组织细胞病、再生障碍性贫血等。

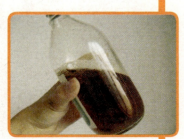

血尿

（2）结缔组织病：系统性红斑狼疮、皮肌炎、结节性多动脉炎、硬皮病等。

（3）感染性疾患：钩端螺旋体病、流行性出血热、丝虫病、感染性细菌性心内膜炎、猩红热等。

（4）心血管病：充血性心力衰竭、肾栓塞、肾静脉血栓形成。

邻近器官疾病

子宫、阴道或直肠的肿瘤侵及尿路时。

血尿也有"内科"和"外科"之分吗

血尿分为内科性血尿和外科性血尿。二者的诊断治疗不同，必须进行鉴别。

内科性血尿主要由各种肾小球肾炎引起；外科性血尿则由泌尿系统肿瘤、结石、结核、畸形或外伤等情况导致。血尿需要就种类做初步区分，再有针对性地去肾脏内科或泌尿外科诊治。

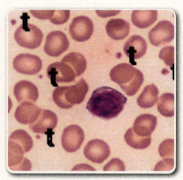
内科血尿

外科性血尿是病变部位的血管破裂造成的，常伴有血丝及血块，且变化迅速，由于小血管破裂常能迅速止血，故患者在几次肉眼血尿后尿色即可能转清，之后镜下血尿也完全消失。

内科性血尿因肾炎所致肾小球基底膜病变，红细胞从其中漏出导致，不会伴血丝及血块，而且血尿不可能迅速消失，即使排几天肉眼血尿后尿色转清，镜下血尿仍常存在。

相差显微镜有助于内科性血尿和外科性血尿的鉴别：尿红细胞形态检查，变形红细胞血尿提示为内科性血尿；均一红细胞血尿提示为外科性血尿。

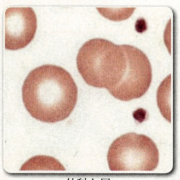
外科血尿

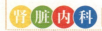

怎么才能发现血尿

肉眼血尿，指的是可以直接用肉眼观察到尿液有明显颜色变化，但镜下血尿需查尿常规才能发现。一旦出现血尿应该到医院做以下检查。

（1）尿常规：可以见到潜血阳性，尿沉渣中见红细胞，红细胞管型表示血尿来自肾实质，主要见于肾小球肾炎。

（2）尿红细胞形态：用相差显微镜检查尿沉渣，是目前鉴别肾小球性或非肾小球性血尿的最常用的方法。当尿红细胞以异形红细胞为主占75%以上应视为肾小球性血尿（内科性血尿），其形态各异，大小明显差异。如肾盂、输尿管、膀胱或尿道出血其红细胞的绝大多数是正常的，仅小部分为畸形红细胞。如为肾小球疾患而致血尿，则绝大部分为畸形红细胞。

（3）肾脏超声和CT：当均一红细胞血尿提示为外科性血尿时需要行影像学检查，以明确是否存在结石、囊肿和肿瘤等病变。

血尿还要定位分析吗

血尿有初段血尿、终末血尿和全程血尿之分：

（1）初段血尿：血尿仅见于排尿的开始，病变多在尿道。

（2）终末血尿：排尿行将结束时出现血尿，病变多在膀胱三角区、膀胱颈部或后尿道。

（3）全程血尿：血尿出现在排尿的全过程，出血部位多在膀胱、输尿管或肾脏。

以上三种血尿，可用尿三杯试验加以区别。

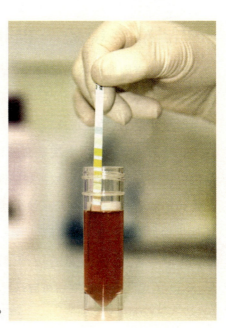

肾脏疾病的常见症状

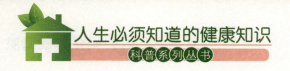

什么是外科血尿

外科血尿主要见于以下4种情况：

（1）泌尿系感染：患者多伴明显的尿频、尿急和尿痛等尿路刺激症状，尿常规有红细胞和白细胞，中段尿培养有细菌等病原微生物。

（2）肾囊肿：多为自发性，也可见于剧烈运动或创伤后，一般血尿有自限性。大的肾囊肿或多囊肾牵拉肾包膜，会出现腰痛。超声或CT可协助诊断。

（3）泌尿系结石：膀胱尿道结石有排尿困难、排尿费力和血尿，肾、输尿管结石出现肾绞痛，如合并感染则可出现发烧、寒战等。

（4）泌尿系肿瘤：肾盂肿瘤常有血尿，肾癌血尿就诊时部分已属晚期。血尿特点是无痛、间歇性全程血尿，有时可触及腹部肿块，伴有消瘦发热等，行超声和CT检查可以助诊。膀胱癌血尿：占泌尿系统中肿瘤第一位，血尿特点：无痛性全程血尿，有时伴终末血尿加重，呈间歇性发生，做膀胱镜检查即可诊断。

"胡桃夹现象"也可以引起血尿吗

有的患者因血尿被医院诊为"胡桃夹现象"。什么是"胡桃夹现象"呢？血管先天畸形引起的走行于腹主动脉和肠系膜上动脉之间的左肾静脉受挤压，引起顽固性镜下血尿就是"胡桃夹现象"。

胡桃夹现象的主要表现是血尿和蛋白尿，其中无症状肉眼血尿更易发现。血尿的原因是左肾静脉受压导致肾静脉高压，左肾静脉扩张，所引流的输尿管周围静脉与生殖静脉淤血、与肾集合系统发生异常交通，或部分静脉壁变薄破裂，引起非肾小球性血尿。此病的诊断标准为：一侧肾出血；尿红细胞形态为非肾小球性（红细胞的形态绝大多数是正常的）；腹部彩超或CT检查可见左肾静脉扩张等，青少年多见，86%的患儿在青春期后可自行缓解。

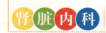
剧烈运动后的血尿有事吗

健康人在剧烈运动后骤然出现的一过性血尿称为运动性血尿。一般都出现在竞技性的剧烈运动后，如：长跑（也称马拉松血尿）、拳击等。部分患者血尿的原因是尿液在剧烈运动时反复冲击膀胱壁引起的毛细血管损伤出血，运动前排空膀胱可减少其发生。运动性血尿多数表现为镜下血尿，少数呈肉眼血尿，一般运动后不伴随其他异常症状和体征，仅感疲劳乏力。运动中止后，血尿迅速消失，一般不超过3天，预后良好，对身体健康无影响。

但也要切忌运动后出现血尿，就当做是运动性血尿，从而忽视了对其他原因引起血尿的诊断和治疗。任何一例运动后血尿，均应要找专科医生作仔细问诊及检查。只有除外因全身性疾患、泌尿系病变、泌尿系附近器官的疾病引起的病理性血尿后，又符合运动性血尿的特点者才能诊断为运动性血尿。一定要避免把具有病理改变的肾脏病患者运动后诱发的血尿当作运动性血尿，延误治疗。

为什么要重视"无痛性血尿"

在没有明显诱因的情况下突然出现肉眼血尿，但又没有疼痛等其他表现时，称为"无痛性肉眼血尿"。无痛性肉眼血尿多见于老年患者，通常被视为泌尿系统肿瘤的重要警示信号，尤其要加以重视。老年人是肿瘤的高发人群，好发的泌尿系统肿瘤包括膀胱癌、肾癌、输尿管癌、前列腺癌等。其中膀胱癌是头号杀手，表现为排尿全程都有肉眼血尿，特别是当排尿到最后时，血尿会加重。

当然，并非所有的无痛性肉眼血尿都是由肿瘤引起的，也不必恐慌，需要在医生帮助下具体分析原因。①老年男性前列腺增生可以出现无痛性血尿，但常伴有排尿不畅、起夜多等表现；②女性需要注意是否将阴道出血误认为血尿；③血液系统疾病，如白血病、特发性血小板减少性紫癜等引起全身凝血功能异常时，可出现无痛性肉眼血尿；④年轻人剧烈运动后可出现一过性无痛性肉眼血尿，休息一段

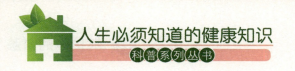

时间就会消失，称为运动性血尿，属正常现象；⑤长期服用阿司匹林、波立维等抗凝药物出现血尿时，需要除外药物的影响；⑥服用酚酞、利福平等药物，或者食用甜菜、色素类食品后，可出现假性血尿，尿为红色，但经过显微镜检查尿中并没有红细胞。

尿中只有红细胞、没有蛋白需要做肾穿刺吗

有些青年朋友只是尿常规有潜血，尿蛋白都是阴性的，且相差显微镜尿红细胞形态为肾小球性血尿，自己十分想弄清楚是怎么回事。但医生说：这是单纯性血尿，可以做肾穿确诊，更建议患者观察。医生为什么这样说，患者又该怎么办呢？

首先，我们应知道，肾穿刺是明确肾脏疾病诊断和治疗方案的重要手段。青年单纯性血尿的情况，多为IgA肾病所致。IgA肾病是以反复发作性血尿（肉眼可见或显微镜下血尿），肾小球系膜细胞增生，基质增多伴广泛IgA沉积为特点的原发性肾小球肾炎，本病的诊断有赖于肾活检证实，肾穿刺对诊断、治疗和预后的判别意义重大。

单纯性血尿做肾穿刺可以：①明确诊断，使患者和医生减少了思想上的不确定性以及由此带来的焦虑感；②省去其他不必要的检查；③确定一个长期而准确的预后（比如，薄基底膜肾病比IgA肾病预后好）。但是，肾穿刺毕竟是一种有创的检查，有各种风险，且肾穿结果不改变治疗方案，因此，不合并蛋白尿和肾功能不良的单纯性血尿是可以不做肾穿刺的。

单纯性血尿的治疗也无特殊，可服用一些中成药，如肾炎康复片、肾炎舒片、阿魏酸哌嗪片等，但更需要的是坚持长期的随访和观察，看是否会出现蛋白尿。当极少数情况下出现蛋白尿时，再考虑做肾活检明确诊断也不迟。

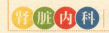

IgA肾病与感冒有关系吗

IgA肾病是一种免疫病理学诊断病名，指肾小球系膜区有广泛的免疫球蛋白A沉着的肾小球疾病。患者有镜下或肉眼复发性无症状性血尿，也可伴有蛋白尿和肾功能损害，少数患者可出现肾病综合征。

IgA肾病可发生于任何年龄，但以儿童和青少年更为多见，男女之比为2∶1。其症状特点是反复发作性短暂肉眼血尿和镜下血尿，一般不伴有高血压、浮肿、大量蛋白尿或肾功能不全等表现。急性起病者常在上呼吸道感染或胃肠道感染1~3天内突然出现肉眼血尿，约1~5天后，肉眼血尿会消失，此时尿可完全正常或留有残余镜下血尿。缓慢起病者常因偶尔发现镜下血尿，尿中细胞可持续不消或消失后又因剧烈运动，发热而再发。当做相差显微镜尿红细胞形态检查或做尿红细胞容积分布曲线检查时，判定血尿主要来源于肾小球病变。血尿发作时可伴有轻度蛋白尿，当血尿消失时，蛋白尿也随之消失，部分有乏力、双侧腰酸痛或一时性尿频，其中腰部酸痛也是IgA肾病一个比较常见的症状。该病合并有高血压和浮肿等急性肾炎或肾病综合征症状者只是少数，一旦发生则病情较重。肾穿刺活检的病理类型常为肾小球轻微病变、轻度系膜增生性肾小球炎等。免疫荧光检查可发现在肾小球系膜区有以IgA为主的免疫球蛋白及补体C3的沉积。

IgA肾病的治疗方法应根据症状和病理类型的不同分别制定，不应完全一样。总的原则是以对症、保养为主。平时要预防感冒和感染。避免劳累和使用肾毒性药物，还要定期到医院复查并验尿。如有反复发作的慢性扁桃体炎，可在急性期过去后做扁桃体摘除术，这有助于减少肉眼血尿发作。多数患者预后良好，血尿虽可时轻时重，但肾功能可正常。部分患者病情还可能自行缓解。对于一些症状较重或病理类型较差患者，应在专科医生指导下采用相应的治疗措施包括皮质激素和环磷酰胺等，可以取得良好的效果。

肾脏疾病的常见症状

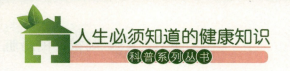
蛋白尿是肾脏损害的严重信号

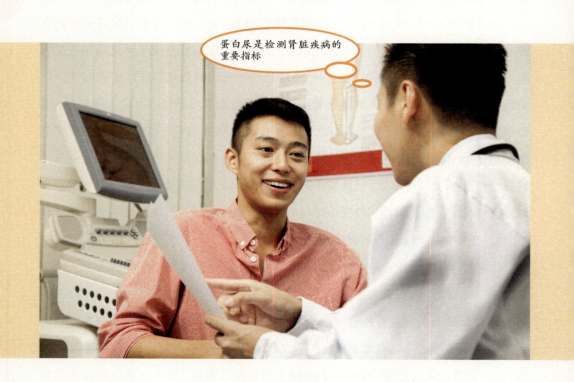

蛋白尿是检测肾脏疾病的重要指标

肾病的蛋白尿是如何形成的

蛋白尿是慢性肾病的典型症状，蛋白尿的形成原因与肾小球的屏障功能有着密不可分的关系。肾小球毛细血管有三层结构组成，由内到外分别为内皮细胞层、基膜层和上皮细胞层。由于这三层细胞都分布有大小不等的滤孔和负电荷，所以肾小球毛细血管的屏障功能可以分有两种。

（1）机械屏障：肾小球滤过屏障从里向外由三层构成：①内层是毛细血管的内皮细胞。内皮细胞上有许多直径50～100纳米的小孔，水、各种溶质以及大分子蛋白质可以自由通过；但可以阻止血细胞通过，起到血细胞屏障的作用。②中层是非细胞性的基底膜，呈微纤维网状结构。血浆中较大分子物质，如蛋白不能通过基底膜。基底膜是肾小球防止大分子蛋白质滤过的主要屏障。③外层是肾小球的上皮细胞。上皮细胞具有足突，相互交错的足突之间形成裂隙。裂隙上有一层滤过裂隙隔膜，膜上有直径4～14纳米的孔，它可以阻止由内、中两层滤出的大分子蛋白通过，是滤过的最后一道屏障。内皮细胞、基底膜和上皮细胞共同构成了肾小球滤过膜。滤过膜上大小不同的滤过孔道，只能使小分子物质容易通过，而有效半径较大的物质只能通过较大的孔道，一般来说，有效半径小于1.8纳米的物质，

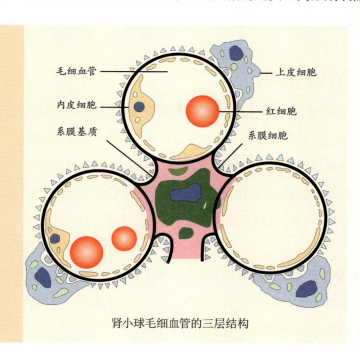

肾小球毛细血管的三层结构

都可以被完全滤过。有效半径大于3.6纳米的大分子物质，如血浆白蛋白（分子量约69000）则几乎完全不能滤过。

（2）电荷屏障：滤过膜各层含有许多带负电荷的物质，所以滤过膜的通透性还决定于被滤过物质所带的电荷。这些带负电荷的物质排斥带负电荷的血浆蛋白，限

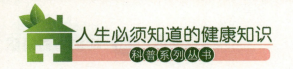
制它们的滤过。虽然血浆白蛋白有效半径为3.5纳米，但由于其带负电荷，因此，难以通过滤过膜。

当各种病理损伤作用于肾脏时，会导致受损肾脏局部微循环障碍，促使肾脏组织缺血、缺氧。由于缺血、缺氧损伤了肾小球毛细血管内皮细胞。肾小球毛细血管内皮细胞一旦受损，就会吸引血循环中的炎性细胞浸润，并释放出致病的炎性介质，此时的病理损伤会造成受损肾脏的炎症反应。肾脏处于病理状态，肾小球基底膜会发生一系列改变：其滤过孔增大或闭锁、基底膜断裂，电荷屏障损伤，肾脏通透性增强，滤过膜上带负电荷的糖蛋白减少或消失，都会导致带负电荷的血浆蛋白滤过量比正常时明显增加。故此期在临床上形成蛋白尿。

尿蛋白多，病情就重吗

蛋白尿是肾脏病的一大典型症状，也是肾脏损害的严重信号。但是肾病的轻重程度不能用蛋白尿的多少来衡量。轻度慢性肾病患者尿蛋白漏出少不一定说明肾脏病理损伤轻；大量蛋白尿也不能说明肾病病理损伤严重。如微小病变型肾炎及轻度系膜增殖性肾炎，肾脏病变轻微，但每日尿蛋白量可达几克甚至十几克。相反，一些局灶节段硬化性肾炎及新月体性肾炎，其病理损害严重，但每日尿蛋白量可能只有几克。

治疗效果的好坏，主要取决于肾脏病理类型、损害的情况及肾功能情况。当肾病患者出现大量蛋白尿时，不必过分恐慌；当小量蛋白尿出现时，也不能过分忽视病情的严重性，最好及时确诊病情，制定相应的治疗蛋白尿的方案。

什么原因可以导致蛋白尿的发生

蛋白尿的成因分为肾性和非肾性。

（1）肾性蛋白尿：①肾小球性蛋白尿：因各种原因所致肾小球毛细血管壁损伤

（如免疫损害），使负电荷减少或丧失，导致肾小球通透性增高。较多的血浆蛋白滤过后，超出了肾小管重吸收能力，导致蛋白尿。见于急性肾小球肾炎，各型慢性肾小球肾炎，IgA肾炎，隐匿性肾炎。继发性见于狼疮肾等自身免疫性疾患，糖尿病肾病，紫癜性肾炎，肾动脉硬化等。代谢性疾患见于痛风肾。剧烈运动、长途行军、高温环境、发烧、严寒环境、精神紧张、充血性心力衰竭等也可出现蛋白尿。②肾小管性蛋白尿：肾小管发生病变或肾小管功能缺陷时，对蛋白重吸收减少或分泌蛋白增加，导致尿液蛋白增加。最常见各种原因引起的间质性肾炎，肾静脉血栓形成，肾动脉栓塞，重金属盐类中毒等。③下尿路蛋白质混入尿液引起蛋白尿：见于泌尿系统感染、泌尿道上皮细胞脱落和泌尿道分泌黏蛋白。

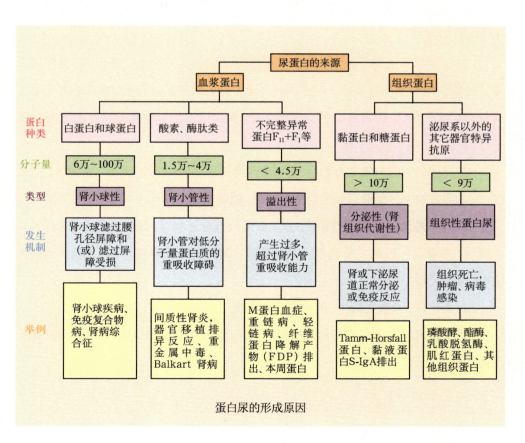

蛋白尿的形成原因

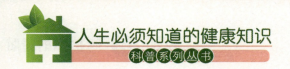
（2）非肾性蛋白尿：①体液性蛋白尿：又称溢出性蛋白尿，如多发性骨髓瘤。溢出性蛋白尿（也称凝溶蛋白尿）患者尿液加热到40℃时混浊，60℃时凝固，达100℃时溶解。②组织性蛋白尿：如恶性肿瘤尿中蛋白质，病毒感染产生的宿主蛋白等。

（3）其他：剧烈运动出现微量蛋白尿，发热出现蛋白尿，心力衰竭肾淤血引起蛋白尿，药物中毒引起蛋白尿，因有明确的病史和相应的体格检查，一般诊断不困难。

蛋白尿有"假性"的吗

假性蛋白尿是由于某些原因造成尿常规检查蛋白质一项呈阳性反应，一般出现于下面几种情况：

（1）尿中混入血液、脓液、炎症或肿瘤分泌物以及月经血、白带等，常规蛋白尿定性检查均可呈阳性反应。这种尿的沉渣中可见到多量红细胞、白细胞和扁平上皮细胞，而无管型，将尿离心沉淀或过滤后，蛋白定性检查会明显减少甚至转为阴性；

（2）尿液长时间放置或冷却后，可析出盐类结晶，使尿呈白色混浊，易误认为蛋白尿，但加温或加少许醋酸后能使混浊尿转清，以助于区别；

（3）尿中混入精液或前列腺液，或下尿道炎症分泌物等，尿蛋白反应可呈阳性。此情况，患者有下尿路或前列腺疾病的表现，尿沉渣可找到精子、较多扁平上皮细胞等，可作区别；

（4）淋巴尿，含蛋白较少，不一定呈乳糜状；

（5）有些药物如利福平等从尿中排出时，可使尿色混浊类似蛋白尿，但蛋白定性反应阴性。

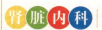
蛋白尿有"选择性"吗

蛋白尿可分为选择性蛋白尿和非选择性蛋白尿。

选择性蛋白尿：指蛋白质电泳特点是以分子量较小的蛋白质为主，如白蛋白、α1球蛋白、转铁蛋白及γ球蛋白。分子量较大的蛋白质，如α2球蛋白、纤维蛋白原、β脂蛋白等含量较少。在微小病变型肾病、轻度系膜增殖性肾炎、部分膜性肾病和早期病变的膜性增殖性肾炎及局灶节段性硬化性肾炎患者，多呈现选择性蛋白尿，表明肾小球滤过膜的损害较轻。

非选择性蛋白尿，指蛋白质电泳特点是大分子和小分子蛋白质同时出现，表明肾小球滤过膜的损害比较严重。

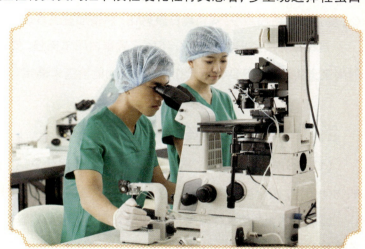

尿蛋白量大，能补蛋白吗

肾炎患者出现大量蛋白尿，可以通过饮食来补充蛋白，认为肾炎患者不能吃含蛋白质的食物的观点是错误的，片面的。

蛋白质的摄入原则是什么呢？肾病综合征患者，尿中丢失大量蛋白质，如肾功能正常者，主张进食高蛋白质饮食，以纠正低蛋白血症，减轻水肿及改善或增强机体抵抗力。如果出现氮质血症，或早期肾功能不全时，则应限制蛋白质的摄入量。否则会加速肾功能恶化。总之，不同的病情，应采用不同的饮食食谱。

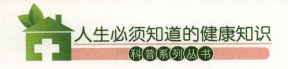
蛋白尿会导致肾衰吗

大量临床资料表明,肾病综合征和持续性蛋白尿患者预后不良。在局灶性肾小球硬化,膜增殖性肾小球肾炎,膜性肾病,IgA肾病,糖尿病肾病和慢性肾移植排异反应中,蛋白尿是肾脏病进展和病死率增加的决定因素。

持续性蛋白尿往往意味着肾脏的实质性损害,数年后会进展到肾功能衰竭。当蛋白尿由多变少时,既可反映肾脏病变有所改善,也可能是由于大部分肾小球纤维化,滤过的蛋白质减少,肾功能日趋恶化,病情加重的表现。

判断肾脏疾病损害的轻重,不能只凭蛋白尿来衡量,要综合尿蛋白的量和持续时间来全面考虑,还要结合全身情况及肾功能检查来确定。

蛋白尿要查什么

(1)查病史:如水肿史,高血压发生情况,糖尿病史,过敏性紫癜史,损伤肾脏药物使用史,重金属盐类中毒,以及结缔组织疾病史,代谢疾病和痛风发作史。

(2)查体:注意水肿及浆膜腔积液情况,骨骼关节检查,贫血程度及心、肝、肾体征检查。眼底检查,急性肾炎眼底正常或轻度血管痉挛,慢性肾炎眼底动脉硬化,出血、渗出等,糖尿病肾病常常出现糖尿病眼底。

(3)实验室检查:尿蛋白检查可分定性、定量检查和特殊检查。①定性检查:最好是晨尿,晨尿最浓,且可排除体位性蛋白尿。定性检查只是筛选检查,不作为准确的尿蛋白含量指标。②尿蛋白定量检查:留24小时尿做蛋白定量。③尿蛋白特殊检查:尿蛋白电泳检查,可分辨出选择性蛋白尿和非选择性蛋白尿。多发性骨髓瘤的尿蛋白电泳检查对分型有帮助。放射免疫法测定对早期肾小管功能损害的诊断帮助较大。

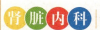

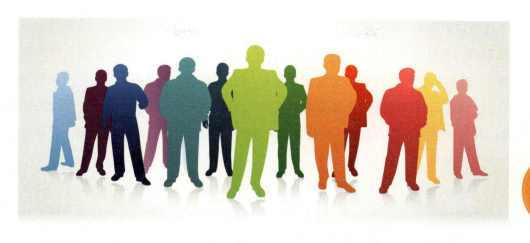

健康人的尿里有蛋白吗

正常人每日滤过的原尿达180升之多，但经过肾小管重吸收、分泌，最后浓缩排出的仅有1.5升左右。其中含蛋白约为40～100毫克，用尿蛋白定性方法是测不出来的。

蛋白尿并非都是疾病状态，有功能性蛋白尿和病理性蛋白尿之分。功能性蛋白尿也称生理性蛋白尿，是指出现于健康人的暂时性蛋白尿。多见于青年人，在剧烈运动、发热、高温、受寒、精神紧张等因素影响下，肾血管痉挛或充血，导致肾小球滤过膜通透性增强而使蛋白大量"漏网"。正常孕妇尿中蛋白可轻度增加，这与体位和肾流量加大、肾小球滤过率增加有关。功能性蛋白尿在诱因解除后蛋白尿会自行消失。故又称可逆性蛋白尿或一过性蛋白尿。

站立和活动时才出现蛋白尿怎么办，应注意什么

生活中，有些人由于身体的活动变化可能会出现蛋白尿，即在站立和活动时出现蛋白尿（尿蛋白呈阳性），静卧休息时消失（尿蛋白呈阴性）。其特点是蛋白尿的

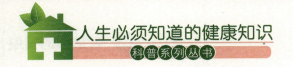

出现与体位有关，如长期站立行走、脊柱前凸等。体位性蛋白尿是由于肾静脉扭曲或前凸的脊柱压迫左肾静脉引起暂时的循环障碍所致，卧位1小时尿蛋白消失或减少。疑有体位性蛋白尿时分别测清晨起床前和起床后尿中蛋白量，可出现显著差别，脊柱前凸引起者嘱患者背靠墙直立10分钟后观察若尿蛋白出现，可确立诊断。其特点是夜尿蛋白定性为阴性，起床活动后若干时间后可出现蛋白尿，再平卧时又转为阴性。

实际上，体位性蛋白尿的确诊很困难，需要比较全面的检查，除外众多的原发与继发性肾脏病后才可确定。诊断体位性蛋白尿应慎重，需长时间随访一般观察5年以上病情无变化，肾功能持续正常方可诊断。如果诊断依据不足，盲目确诊为体位性蛋白尿，很可能延误病情。

体位性蛋白尿只是一种临床表现，而不是一种独立的疾病。它的出现可能是生理性的，也可能是病理性的。有些人，或源于生长发育期，或因为身体解剖因素，可能会出现体位性蛋白尿。若的确是生理性体位性蛋白尿，蛋白尿可以自然消失，也有可能持续较长时间不消失，一般无明显的肾实质病变，对肾功能也不会造成明显的损害。若曾患过急性肾炎或肾盂肾炎，患者在恢复期中，也可出现体位性蛋白尿。另外有些人可能有轻微肾脏病，因症状较轻，有时也会出现体位性蛋白尿。这两种人，如果忽视定期随访和检查，很容易延误治疗，部分患者还会逐渐发展为肾功能不全。因此，体位性蛋白尿必须进一步详细检查或追踪复查才能定论，确诊时一定要慎重。

剧烈运动为什么会产生蛋白尿

运动性蛋白尿属暂时性、良性的蛋白尿，这种蛋白尿通常发生于运动后时，剧烈的体力劳动或大量运动，可使健康人的尿蛋白排泄增加，影响了肾小管对蛋白质重吸收的能力，这种现象，临床上谓之运动性蛋白尿。

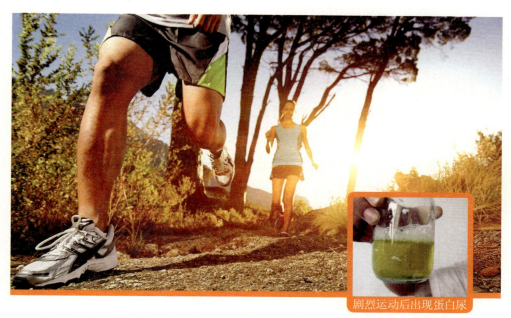

剧烈运动后出现蛋白尿

　　运动性蛋白尿多见于青少年，休息后可迅速消失。蛋白尿的程度与运动量、运动的强度及持续时间有密切关系。运动性蛋白尿并不反映肾脏有实质性病变，因此，只要排除了其他原因，运动性蛋白尿可也以不必担心。

蛋白尿有溢出性的吗，见于什么病

　　溢出性蛋白尿是当肾小球滤过功能和肾小管重吸收功能均正常，但由于血浆中含有大量小分子蛋白质，它们由肾小球滤过超过了肾小管的重吸收能力所致的蛋白尿。

　　多发性骨髓瘤时血浆中有大量轻链免疫球蛋白从尿中排出称凝溶蛋白或称本周蛋白。其特性为尿液加温至45~60℃凝溶蛋白开始凝固尿液浑浊，再继续加温至沸点时则溶解尿液清凉，再冷却至60℃以下时又出现浑浊沉淀或凝块。尿本周氏蛋白是诊断多发性骨髓瘤最常用的方法，拍片可发现骨质破坏（多在颅骨、肋骨和脊柱等），骨髓检查可找到大量骨髓瘤细胞。

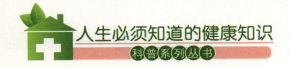
蛋白尿留尿查什么

蛋白尿的尿液检查分为定性、定量检查和特殊检查。

(1)定性检查:最好是晨尿,晨尿最浓,且可排除体位性蛋白尿。尿常规的蛋白一项是定性检查,定性检查只是筛选检查,每日尿量2000毫升定性为"+"的尿蛋白量比尿量400毫升定性为"+"的尿蛋白量多,因此定性检查不作为准确的尿蛋白含量指标。对肾脏疾病的诊断、病情的观察、疗效的判定均应以尿蛋白定量检查为宜。

(2)尿蛋白定量检查:行24小时尿蛋白定量检查,1克以上的蛋白尿需要进一步完善检查,必要时行肾穿刺明确诊断。

(3)尿蛋白特殊检查:根据蛋白尿中是否存在较大量大分子蛋白的尿蛋白电泳可分辨出选择性蛋白尿和非选择性蛋白尿。

24小时尿蛋白定量检查标本怎样留

24小时尿的收集方法:将早上的第一次的尿排干净,记录一下开始时间(比如8点)。从第二次小便开始留尿,将其收集在同一个干净干燥且带盖子的桶内,每1000毫升加防腐剂二甲苯2毫升。直至第二天的这个时间(比如8点)时再小便一次,放入桶内。用量杯量取尿量并记录在化验单上,取混匀的100~200毫升尿液带到医院化验。

24小时尿蛋白定量检查可比尿常规更精确地测出尿中的蛋白量,是蛋白尿的确诊实验。

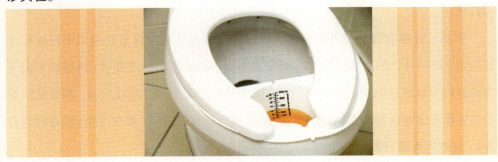

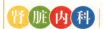

哪些病会有蛋白尿

能引起蛋白尿的疾病很多，一般根据病史、体检及实验室检查等资料，进行综合分析，才能得到结论。

（1）伴有水肿、高血压、血尿的蛋白尿：多为原发性或继发性肾小球疾病，后者常存在各种继发性疾病的特殊临床表现，如大量蛋白尿(>3.5克/24小时)伴有低蛋白血症、浮肿或高脂血症，则为肾病综合征。

（2）伴有高血压或其他器官动脉硬化表现的蛋白尿：多为肾小动脉硬化性肾病。

（3）伴有尿路刺激症状、脓尿、菌尿的蛋白尿：多为尿路感染所致。

（4）有特殊用药史的少量蛋白尿：多为药物引起肾小管–间质性肾炎所致。

（5）伴有氨基酸尿、葡萄糖尿和大量磷酸盐尿的蛋白尿：考虑为先天性肾小管疾病如Fanconi综合征所致。

（6）肾区接受过放射治疗后出现的蛋白尿：应考虑放射性肾炎。

（7）若伴有不可解释的肾功能衰竭、贫血、高血钙、体重下降或骨疼痛，尿蛋白以单克隆轻链免疫球蛋白为主，尿本周氏蛋白阳性，则考虑为多发性骨髓瘤。

（8）溶血性贫血出现血红蛋白尿；多发性肌炎或广泛挤压伤后出现肌红蛋白尿，一般较易确诊。

（9）罕见的遗传性肾炎：有家族史，多伴有神经性耳聋和眼部异常，可助诊断。

治疗蛋白尿的药物有哪些

尿蛋白的治疗常用以下4类：

（1）激素：最常用的激素类为强的松，甲基强的松龙。

（2）细胞毒类物：常用的为环磷酰胺，环孢素A，来氟米特，普乐可复等

（3）血管紧张素转换酶抑制剂或血管紧张素Ⅱ受体拮抗剂：贝那普利，氯沙坦等。

（4）中药类：雷公藤制剂，丹参等。

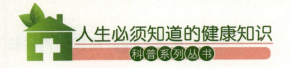
我有蛋白尿，医生为什么让我用降压药呢

很多的肾炎患者都问过一个相同的问题，就是在出现了蛋白尿之后，明明血压是正常的，但医生给他开的药里包括降压药。这些降压药有的是血管紧张素转换酶抑制剂，如卡托普利、贝那普利、依那普利等;有的是血管紧张素Ⅱ受体拮抗剂，如缬沙坦、氯沙坦、厄贝沙坦等。

其实，这两类仅仅是降压药，它们对肾脏还发挥着以下作用：①明显扩张肾小球动脉特别是肾小球出球动脉，减轻肾小球内压力，减少肾小球毛细血管对蛋白尿的通透性从而减轻蛋白尿;②阻断肾脏细胞纤维增生及细胞肥大增生，减少细胞外基质沉积，抑制间质炎症细胞的反应;③抑制交感神经活性、抑制内皮素、改善糖脂肪代谢紊乱等作用。所以让有蛋白尿的慢性肾脏患者服用降压药主要是通过以上几个方面的作用来降低蛋白尿，保护肾功能，延缓肾功能的进一步恶化。

血压正常的慢性肾脏患者，在治疗剂量时口服这类降压药是不会引起低血压的，慢性肾脏患者在服用这类制剂时，一定要在肾专科医生的指导下服用，并严密监测血钾及肾功能肌酐清除率、肾小球滤过率的变化，随时调整用药剂量，以便达到最佳的治疗效果并将药物副作用降到最低。

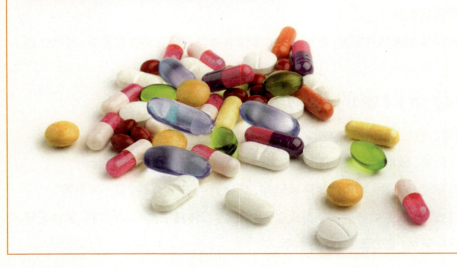

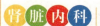

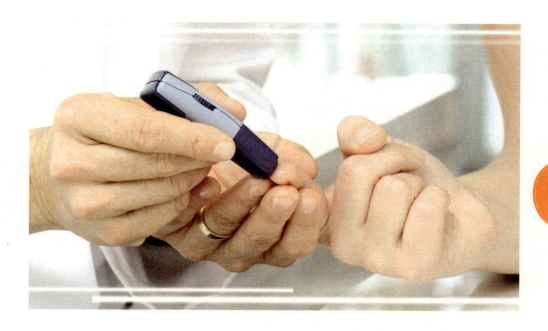

有蛋白尿的糖尿病是早期糖尿病肾病吗

　　糖尿病肾病的早期，尿常规并不能检出蛋白阳性，只是做尿微量白蛋白检查才能发现微量白蛋白尿。因此，当出现尿蛋白阳性时已不是早期糖尿病肾病了，如再不得到及时有效的治疗，会发展为大量蛋白尿和渐进性肾功能损害，进入尿毒症阶段就只能依靠血液透析或腹膜透析来延续生命。

　　因此，糖尿病肾病的筛查是十分重要的.一般情况下，发现患有Ⅰ型糖尿病5年后，就应该进行微量白蛋白尿及尿蛋白和肌酐比值的检测；而一经发现患有Ⅱ型糖尿病，就应随时进行以上两项的检测，一经发现异常，马上给予干预治疗，避免延误糖尿并肾病的早期治疗。

怎么诊断肾病综合征，并发症有哪些

　　肾病综合征诊断标准：①尿蛋白>3.5克/日；②血浆白蛋白低于30克/升；③水

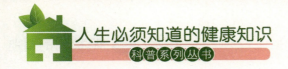
肿;④血脂升高。其中①②两项为诊断所必需。

肾病综合征必须及时诊治,因其有多种并发症,严重者甚至危及生命。主要并发症有:①感染:包括原发性腹膜炎、蜂窝织炎、呼吸道感染和泌尿道感染;②高凝状态和静脉血栓形成:肾静脉血栓形成的危险性增加。由于血栓脱落,肾外栓塞症状常见,可发生肺栓塞;③急性肾衰;④肾小管功能减退,常表现为糖尿、氨基酸尿、高磷酸盐尿、肾小管性失钾和高氯性酸中毒;⑤骨和钙代谢异常,低钙血症,有时发生骨质软化和甲旁亢所致的纤维囊性骨炎;⑥内分泌及代谢异常:因尿中丢失甲状腺结合蛋白(TBG)和皮质激素结合蛋白(CBG)。临床上甲状腺功能可正常,但血清TBG和T3常下降,游离T3和T4、促甲状腺激素(TSH)水平正常。血清TBG和T3常下降,游离T3和T4、TSH水平正常。血清铜、铁和锌浓度下降。锌缺乏可引起阳痿、味觉障碍、伤口难愈及细胞介导免疫受损等。持续转铁蛋白减少可引起临床上对铁剂治疗有抵抗性的小细胞低色素性贫血。此外,严重低蛋白血症可导致持续性的代谢性碱中毒。

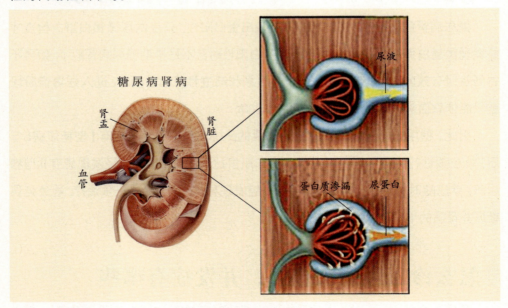

糖尿病对肾脏的影响

你知道自己的肾脏健康吗

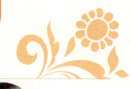

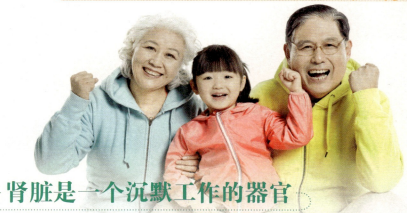

肾脏是一个沉默工作的器官

慢性肾病可以完全没有症状或症状不明显，因为肾脏的代偿功能极其强大，即使肾脏功能已经损失50%以上的慢性肾病患者仍可能没有任何症状。也可以说慢性肾脏病是一个隐形的杀手，许多人出现症状时，已经是疾病的晚期。

定期体检才知道肾脏是否健康

每个人都想知道自己的肾脏是否健康。但需要怎样来判断"肾脏是否健康"呢？医生需要结合个人既往疾病史、家族史、症状、体征以及必要的化验检查等多方面的情况来综合判断。也就是说，要知道您的肾脏是否健康，您必须要定期到医院进行体检，而不是凭您的自我感觉。

（本章编者：耿燕秋、陈湘龙）

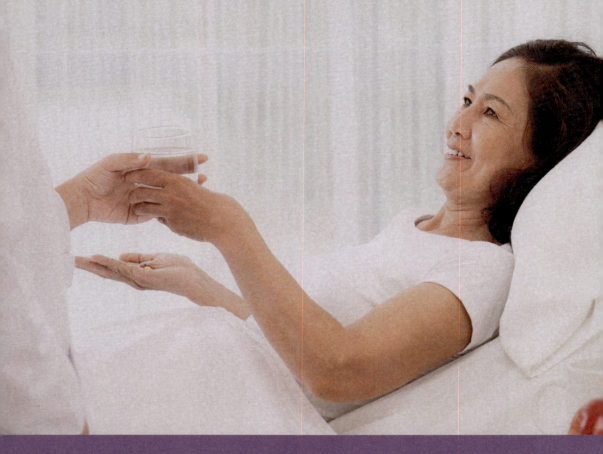

SHENZANG DOUYOU NAXIE JIBING

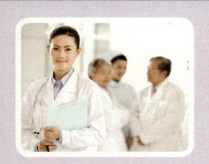

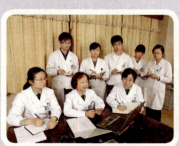

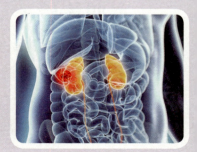

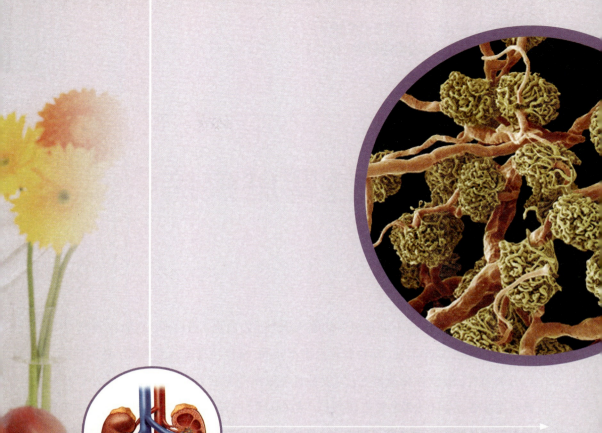

肾脏都有
哪些疾病

　　慢性肾脏病包括：肾小球肾炎、肾小管间质性疾病、肾血管性疾病、代谢性疾病和结缔组织疾病性肾损害、感染性肾损害以及先天性和遗传性肾脏疾病等多种肾脏疾病。

　　在我国目前仍以IgA肾病为主的原发性肾小球肾炎最为多见，其次为高血压肾小动脉硬化、糖尿病肾病、狼疮性肾炎、慢性肾盂肾炎以及多囊肾等。近年来伴随人口老龄化、糖尿病和高血压发病率的上升，糖尿病肾病、高血压肾小动脉硬化的发病率有明显的升高。

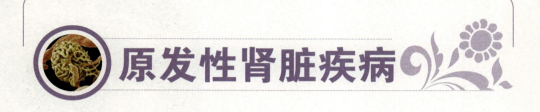

原发性肾脏疾病

什么是肾小球疾病

　　肾小球疾病系指一组有相似的临床表现（如血尿、蛋白尿、高血压等），但病因、发病机制、病理改变、病程和预后不尽相同，病变主要累及双肾肾小球的疾病。可分原发性、继发性和遗传性：原发性肾小球疾病常病因不明，继发性肾小球疾病系指全身性疾病（如系统性红斑狼疮、糖尿病等）的肾小球损害，遗传性肾小球疾病为异常遗传基因所致的肾小球疾病。原发性肾小球疾病在肾小球疾病中占大多数，是我国引起慢性肾衰竭的主要原因。

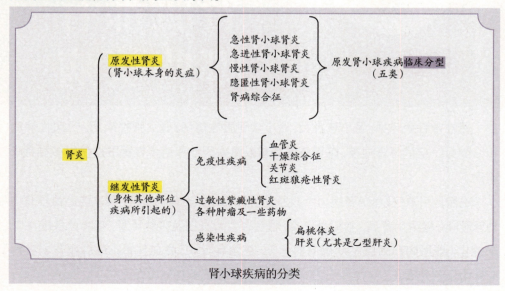

肾小球疾病的分类

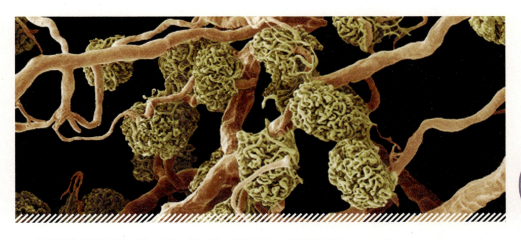

原发性肾小球疾病都包括哪些

原发性肾小球疾病的临床分类

（1）急性肾小球肾炎；

（2）急进性肾小球肾炎；

（3）慢性肾小球肾炎；

（4）隐匿性肾小球肾炎；

（5）肾病综合征。

原发性肾小球疾病的病理分类

依据世界卫生组（WHO）1995年制订的肾小球疾病病理学分类标准：

（1）轻微病变性肾小球肾炎；

（2）局灶性节段性病变；

（3）弥漫性肾小球肾炎：①膜性肾病；②增生性肾炎：系膜增生性肾小球肾炎、毛细血管内增生性肾小球肾炎、系膜毛细血管性肾小球肾炎、新月体性肾小球肾炎；③硬化性肾小球肾炎。

（4）未分类的肾小球肾炎：微小病变隶属于轻微肾小球病变、局灶性肾小球肾炎和局灶性节段性肾小球硬化均隶属于局灶性节段性肾小球病变。

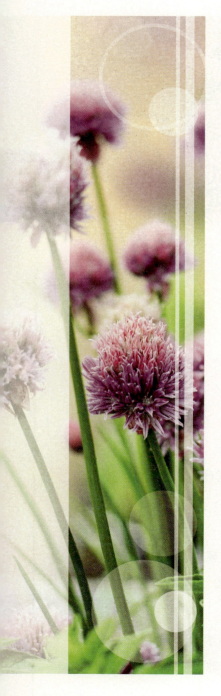

什么是肾小管间质疾病

　　肾小管间质性肾炎是一大组由各种不同原因引起的肾脏疾病。病变主要侵犯肾小管和肾间质；临床上以肾小管功能障碍为突出表现。

　　肾小管间质性肾炎按病程可分为急性和慢性两大类；按病因分类则有感染性、药物性、免疫介导和遗传代谢障碍引起的间质性肾炎等。临床上以药物引起者为最常见，其次是由伴有尿路梗阻的复杂性慢性肾盂肾炎引起者。

肾小管间质疾病都包括哪些

　　肾小管间质性肾炎分为急性和慢性两种。

　　（1）急性肾小管间质性肾炎：病因多样，最常见的是药物和感染，少部分原因不明。临床表现：起病急，药物所致者多伴有全身过敏反应，重者在短时间内肾功能急剧减退。表现为全身浮肿、血压升高、电解质紊乱、酸中毒等，肾活检可见肾间质水肿和大量炎细胞浸润，而肾小球和血管系统无明显损害及间质纤维化。预后：一般良好，大多数为可逆性病变，少数可遗留肾损害。

　　（2）慢性肾小管间质性肾炎：病因很多，常见的有慢性肾盂肾炎和药物等。临床表现：发展隐匿，表现为选择性蛋白尿、肾小管重吸收减退、肾小管酸中毒、尿液浓缩和稀释功能障碍等，由于不易发现，发现时病情多已存在较久，至疾病后期则表现为慢性进展性肾功能衰竭，预后较差。

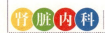

继发性肾脏疾病

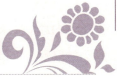

你了解糖尿病肾病吗

随着生活水平提高，工作节奏的加快，越来越多的人开始加入了糖尿病的队伍，作为糖尿病的严重并发症，糖尿病肾病也得到了人们的关注。糖尿病肾病如得不到及时有效的诊断和治疗，最后将会发展成肾衰竭。因此，如何早期发现自己患有糖尿病肾病对于糖尿病患者有着非常大的意义。下面就糖尿病肾病为大家做一介绍：

如何早期发现自己患有糖尿病肾病？糖尿病肾病指糖尿病所特有的与糖代谢异常有关的糖尿病性肾小球硬化症。最关键也是最早的检测指标是微量蛋白尿。由于症状非常不明显，临床是很难发现早期糖尿病肾病的。及至大量蛋白尿与水肿出现，往往为期已晚了。所以，对每个糖尿病患者，都要经常检测尿蛋白。正常人也可以有微量白蛋白尿，但浓度<25毫克/毫升，24小时尿总排泄量<30毫克，每分钟排泄量<20毫克。如超过上述数值者，则应视为异常，即有可能糖尿病肾病已经发生。

约30%～40%的胰岛素依赖型糖尿病（Ⅰ型糖尿病）与5%～20%的非胰岛素依赖型糖尿病（Ⅱ型糖尿病）患者，在病程10～15年出现大量蛋白尿。不积极与合理治疗的糖尿病肾病，常于平均5～7年（短则1～2年）发展为终末期肾功能衰竭。因此，糖尿病患者必须时常监测糖尿病肾病的发生，切莫延误病情。而得了糖尿病肾病，也不要太过惊慌，积极治疗可以有效改善预后。

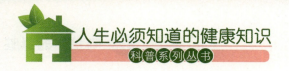
糖尿病肾病的临床表现有哪些

（1）蛋白尿：早期糖尿病肾病无临床蛋白尿，只有用放射免疫方法才能检测出微量蛋白尿。临床糖尿病肾病早期唯一的表现为蛋白尿，蛋白尿从间歇性逐渐发展为持续性。

（2）水肿：早期一般没有水肿，少数患者在血浆蛋白降低前，可有轻度浮肿。若大量蛋白尿，血浆蛋白低下，浮肿加重，多为疾病进展至晚期的表现。

（3）高血压：在Ⅰ型糖尿病患者中，高血压患病率较正常人并不增加；Ⅱ型糖尿病患者伴高血压较多，但若出现蛋白尿时，高血压比例也升高；在有肾病综合征时也可伴有高血压。

（4）肾功能异常：糖尿病肾病进展快慢有很大的差异。有的患者轻度蛋白尿可持续多年，但肾功能正常；有的患者尿蛋白很少，可快速发展出现肾病综合征，肾功能逐渐恶化，最终出现尿毒症。

（5）贫血：有明显氮质血症的患者，可有轻度的贫血。

（6）心血管病变：如心力衰竭、心肌梗死。

（7）神经病变：如周围神经病变，累及植物神经时可出现神经源性膀胱。

（8）视网膜病变：几乎100％糖尿病肾病均合并。

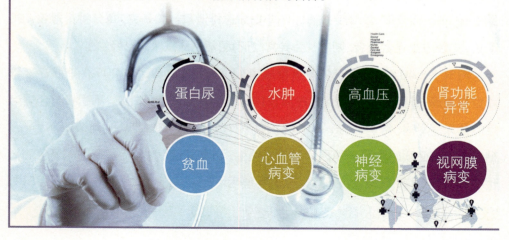

糖尿病肾病的分期

Mogensen根据糖尿病肾病的病程和病理生理演变过程把糖尿病肾病分为以下五期：

Ⅰ期：肾小球高滤过和肾脏肥大期：这种糖尿病肾病受累的初期改变与高血糖水平一致，血糖控制后可以得到部分缓解。这一期没有病理生理学损伤。

Ⅱ期：正常白蛋白尿期：肾小球滤过率高于正常水平，肾小球病理改变表现为肾小球基底膜增厚，系膜区基质增多，运动后尿白蛋白排除率增高，休息后恢复正常。如果患者能良好的控制血糖，有望长期稳定于该期。

Ⅲ期：早期糖尿病肾病期：又称"持续微量白蛋白期"。肾小球滤过率（GFR）开始下降，可以出现肾小球结节样病变和小动脉玻璃样变。本期患者血压升高，降压治疗以及血管紧张素转换酶抑制剂和血管紧张素Ⅱ受体拮抗剂的应用，可以减少蛋白尿，明显延缓肾病的进展。

Ⅳ期：临床糖尿病肾病期：该期的特点是尿白蛋白不随GFR下降而减少，部分患者还伴有镜下血尿和少量管型。患者一旦进入Ⅳ期，病情往往进行性发展，如不积极控制，GFR将平均每月下降1毫升/分钟。

Ⅴ期：终末期肾衰竭期：GFR＜15毫升/分钟/1.73m²。尿蛋白量因肾小球硬化而减少，尿毒症症状明显，最后需要透析治疗。

糖尿病患者应积极治疗，避免进入糖尿病肾病阶段。当出现蛋白尿表现时，已进入糖尿病肾病的Ⅲ期，更要注意肾脏保护。

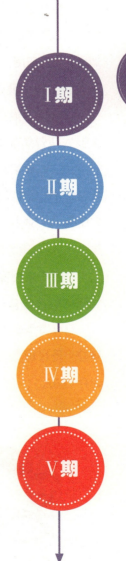

肾脏都有哪些疾病

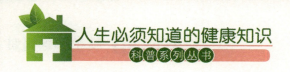
治疗糖尿病肾病的方法有哪些

糖尿病肾病治疗因不同病期、不同对象而异。临床上的治疗主要有以下几方面：

（1）控制血糖：一般认为糖尿病肾病患者的糖化血红蛋白尽量控制在7.0％以下。

（2）控制血压：糖尿病肾病中高血压不仅常见，同时是导致其发生和发展的重要因素，高血压在糖尿病肾病最早时表现为夜间血压过度降低，随后昼夜血压改变消失、之后日间虽血压正常但运动后可以明显上升，进而出现明显高血压，随着全身血管病变的发展，主动脉顺应性减退，可表现为严重的单纯收缩压过高。

（3）降脂治疗：给予羟甲基戊二醛辅酶A还原酶抑制剂或低脂饮食可防止或延缓糖尿病肾病的进展。

（4）饮食治疗：高蛋白饮食加重肾小球高灌注、高压的血流动力学改变，加重肾损害发展，因此，主张以"限量保质"为原则，以高生物效价的动物蛋白为主，早期既要限制蛋白质摄入量至0.8克/（千克体重/天），对已有大量蛋白尿和肾衰竭的患者可降至0.6克/（千克体重/天），合并有肝病、妊娠或生长发育期不宜过度限制蛋白。

（5）终末期肾脏的替代治疗：肾衰竭糖尿病肾病患者可以进行肾脏替代治疗，但其预后较非糖尿病所造成的肾衰竭为差。

（6）肾或胰肾联合移植：是目前最有效的治疗方法。

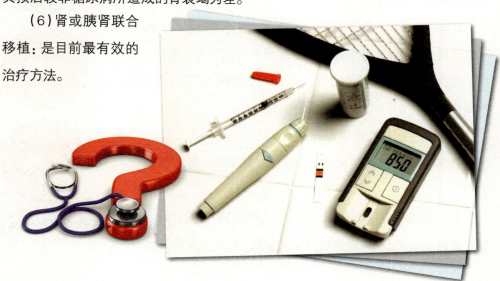

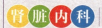

如何保护糖尿病患者的肾脏

糖尿病患者的肾脏保护要从以下几个方面进行：

（1）多饮水：保持每日饮水量和尿量在1500～2000毫升左右，以利于代谢废物的排出。

（2）严格控制饮食中蛋白的含量：0.6～0.8克/千克体重/天，并选择优质蛋白质，如鱼和肉等。

（3）严格控制血糖：因为高血糖会加重糖尿病肾脏病变的发展。

（4）严格控制血压：尽量使血压控制在130/80毫米汞柱以下。

（5）避免服用对肾脏有损害的药物。

（6）禁烟：因为高血糖、高血压、高蛋白饮食、吸烟等是加重糖尿病肾病的重要因素。

（7）避免发生泌尿系感染：反复发作的泌尿系感染可能会加速糖尿病肾病患者病情的进展，所以，糖尿病患者要尽量避免发生泌尿系感染。

肾脏都有哪些疾病

过敏性紫癜会发生肾炎吗

天天今年刚上小学二年级，平时身体健康。可是，有一天晚上洗脚时，母亲突然发现天天的两个小腿上有许多针尖样的小红点，以为是虫咬的。第二天早上天天说肚子痛，小腿原先的针尖样小红点形成大片皮下出血斑，天天妈立即带孩子去医院看病，经医生仔细检查后诊断为过敏性紫癜，要求孩子立即住院治疗。住院后一查尿常规，医生告诉天天妈妈孩子还有紫癜性肾炎，难道紫癜还伤肾吗？

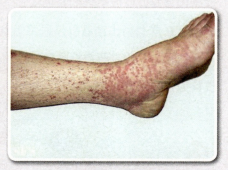

过敏性紫癜的皮疹

天天妈妈听医生说，紫癜性肾炎肾脏受

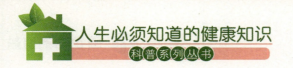
累的比例为20%~100%，男性患者多于女性。肾脏损害主要是血尿和蛋白尿，多发生于皮肤紫癜后一个月内，有的也可以与皮肤紫癜和腹痛同时发生。如果蛋白丢失过多，可出现肾病综合征的表现；如果血尿、蛋白尿长期持续存在，会导致肾功能减退，最后发展成尿毒症。难怪长了几个疹子医生就让住院呢。

药物会引起肾损害吗

药物都是治病的，难道还会伤肾吗？药物确实可以引起肾损害，因为肾脏是药物代谢和排泄的重要器官，当肾脏对治疗剂量药物的不良反应和因药物过量或不合理应用而出现的毒性反应，就会发生药物性肾损害。

近年来，因药种类繁多，加之药物滥用问题严重，药物性肾损害日趋增多，主要表现为肾毒性反应及过敏反应。约20%~34%的急性肾功能衰竭患者与应用肾毒性药物有关，国外报道住院患者中约2%~5%发生药源性急性肾功能不全，监护室患者中甚至可高达15%，在老年人中发生率更高。

药物性肾损害是指主要表现为肾毒性反应及过敏反应，包括以下情况：①药物直接毒害肾脏：药物对细胞造成直接损害，药物毒性作用与药物浓度及计量直接相关，如氨基糖苷类抗生素、镇痛剂及汞盐等。②由于过敏反应引起的肾损害：如青霉素类、利福平等引起的急性间质肾炎，以及抗体介导的免疫复合物肾炎和抗肾小球基膜肾炎。少数药物的肾损害与上述两者均有关，如头孢菌素类药物。此外，有些药物可在尿路析出结晶引起尿路阻塞，致肾损害，如磺胺类药物。

因此，提高对药物性肾毒性作用的认识，有病吃药，避免乱用药，才能降低药物性肾损害的发生率。

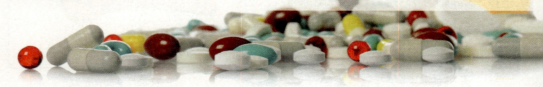

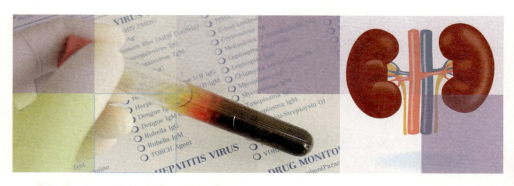

肾炎与乙肝有关系吗

当乙肝患者查出自己还有乙肝相关性肾炎，一定非常纳闷，乙肝会导致肾炎吗？

乙型病毒性肝炎，简称乙肝，是一种由乙型肝炎病毒引起的疾病。乙型肝炎病毒会引起肝脏病变，也可引起多种多样的肝外病变，乙肝病毒与机体产生相应的抗体结合形成的免疫复合物在肾小球内沉积后可引起的一系列肾脏损害，就发生了乙肝相关性肾炎。乙型肝炎病毒相关肾炎的临床表现呈多样性、多变性，可表现为肾病综合征、单纯性蛋白尿、血尿及蛋白尿等。小儿以肾病综合征为多见，重症者还可出现急性肾炎综合征或肾功能衰竭。诊断依据有三个方面：①血清乙型肝炎病毒抗原阳性。②肾穿刺组织切片中找到乙型肝炎病毒。③可除外其他继发性肾小球疾病。

就目前而言，对于乙肝肾炎尚无特效的治疗方法。免疫抑制剂虽然对多种类型肾小球肾炎有益，但可能延缓缩主清除乙型肝炎病毒的能力，因此，多数人不主张激素治疗。干扰素有抗病毒作用，通过与细胞表面受体异性结合，激活某些酶以后阻断病毒的繁殖与复制，但不能进入宿主细胞直接杀灭病毒。阿糖腺苷能抑制DNA多聚酶和核苷酸还原酶，从而抑制病毒的复制，如果联合应用干扰素治疗，可获得更好的效果。此外，清热利湿、活血化瘀、益气健脾的中药对调节机体免疫功能，抑制和杀灭乙型肝炎病毒，也有一定的疗效。

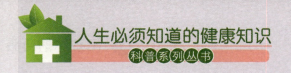
乙肝肾炎患者如在乙型肝炎活动期应该隔离，患者应增强自信心，克服焦躁忧伤情绪，让身体慢慢增强抵抗力，去战胜疾病。

什么是狼疮性肾炎

系统性红斑狼疮是一种临床表现为多系统损害症状的慢性系统性自身免疫疾病，其血清具有以抗核抗体为主的大量不同的自身抗体

系统性红斑狼疮有一系列内脏器官受累现象，其中累及肾脏出现肾炎时，称为狼疮性肾炎。狼疮性肾炎是系统性红斑狼疮累及肾脏所引起的一种免疫复合物性肾炎，临床可表现发热、面部红斑、脱发、关节痛、贫血等多种多样症状，其病情

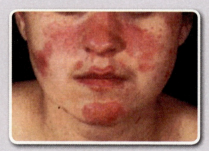

狼疮性肾炎的皮疹

时而活动，时而静止，在诊断后10年内有50%患者会发展至肾功能衰竭。本病病程以病情缓解和急性发作交替为特点，有内脏（肾、中枢神经）损害者预后较差。本病在我国的患病率1/1000，高于西方国家报道的1/2000，以女性多见，尤其是20~40岁的育龄女性。

什么是多发性骨髓瘤肾损害

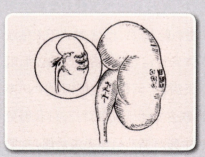

多发性骨髓瘤肾损害

多发性骨髓瘤是由浆细胞在骨髓内异常增生而引起的一种恶性肿瘤，又称浆细胞瘤。

多发性骨髓瘤性肾损害，系指骨髓瘤细胞浸润及其产生的大量免疫球蛋白从尿中排除而引起的肾脏病变，多发于中年及老年人，平均发病年龄55岁左右，发病率约为3/10万人口。多发性骨髓瘤的异常浆细胞可侵犯身体各组织，肾损害

是其重要表现之一，有60%～90%的多发性骨髓瘤患者有肾脏损害。本病男性多于女性、男女比例约为3:2。感染和肾功能衰竭为主要死因，肾脏病变对多发性骨髓瘤的病程和预后有十分重要的意义。

肾脏损害的临床表现

（1）蛋白尿：为常见的早期表现，量多少不定，最多可达20克/天，尿蛋白为轻链蛋白，即本周氏蛋白。

（2）肾小管功能不全：可出现氨基酸尿，糖尿、碳酸氢盐、尿磷酸盐尿及小分子蛋白尿。

（3）肾病综合征：少见，主要见于肾淀粉样变，高黏血症或肾小球系膜结节样变者。低蛋白血症为肝损伤所致。

（4）急性肾衰：因脱水、高钙血症、感染、使用肾毒性药物等致肾小管管型所致，大量本周氏蛋白尿。

（5）慢性肾衰：慢性肾损害致肾功能进行性减退。

什么是淀粉样变肾损害

淀粉样变肾损害是淀粉样物质沉积于肾脏引起肾脏病变的一种疾病。临床上分为原发性和继发性淀粉样变。原发性是指无基础病因的淀粉样变；继发性淀粉样变常见于慢性炎症及感染性疾病（如类风湿性关节炎、强直性脊椎炎、炎症性肠病、结核、麻风、慢性肺化脓性感染、骨髓炎等），还见于截瘫、肿瘤（多发性骨髓瘤、何杰金氏病、甲状腺髓样癌等）、遗传性家族性疾病（如家族性地中海热等）、内分泌相关性疾病等。

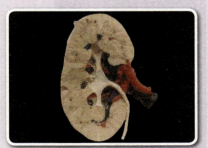

淀粉样变肾损害

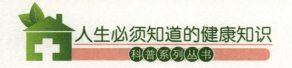
临床表现

肾脏：①蛋白尿：是本病早期的主要特征，可作为肾损害的唯一表现，历时数年。主要为大分子蛋白尿，蛋白尿程度不等(+~+++)。②肾病综合征：大多起病隐匿，一旦出现，病情进展迅速。③肾功能不全：呈进行性肾功能减退，重症者死于尿毒症。④肾间质—小管病变：显著多尿，每日尿量达3~6升，甚至有尿崩症表现，使用高渗盐水和血管升压素后，仍呈低渗尿；葡萄糖尿；磷酸盐排出增多；肾小管性酸中毒；电解质紊乱。

肾外器官：①心力衰竭、心律失常。②消化道出血、肠梗阻。③肢端感觉异常、肌张力下降、腕管综合征。④直立性低血压。

与其他肾小球疾病比较，本病预后不良，心力衰竭、心律失常、猝死和肾功能衰竭是主要的死因。

什么是造影剂肾病

造影剂肾病日益受到肾病工作者的关注，指由造影剂引起的肾功能急骤下降。常用的造影剂一般均为高渗性，含碘量高达37%，在体内以原形由肾小球滤过而不被肾小管吸收，脱水时该药在肾内浓度增高，可致肾损害而发生急性肾衰。造影剂所致的急性肾功能衰竭报道日趋增多，甚至其发生率超过了氨基糖甙类抗生素所致。

接受造影剂者血清肌酐通常在24小时内升高，96小时达峰值，一般7~10天后恢复达基础值。但也有报道，肾功能在1~3周内呈进行性下降，然后恢复达基础值。60%以上患者早期即可出现少尿，对襻利尿剂有抗性，也有非少尿者大多数患者肾功能可自然恢复，10%者需要透析治疗。不可逆肾功能衰竭者少见，需要长期维持透析。临床上有应用造影剂史，在24~48小时内出现少尿、无尿、皮疹、心悸、出冷汗、血压下降，严重者出现过敏性休克，尿检异常，肾功能急骤变化尤其小管功

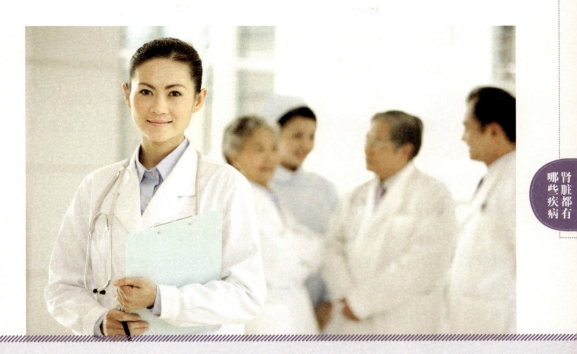

肾脏都有哪些疾病

能明显异常者，即可作出本病诊断。

造影剂肾病的预防：①严格掌握用药指征、药物剂量及疗程。用药期间要注意严密监测尿常规、尿酶、肾功能，以便早期发现肾毒性作用并及时停药；②对老年人、糖尿患者和原有慢性肾病尤其存在慢性肾功能不全者，尽可能避免使用；③避免在短期内重复使用造影剂。

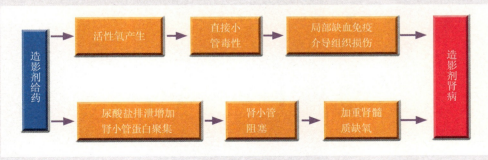

造影剂给药 → 活性氧产生 → 直接小管毒性 → 局部缺血免疫介导组织损伤 → 造影剂肾病

造影剂给药 → 尿酸盐排泄增加肾小管蛋白聚集 → 肾小管阻塞 → 加重肾髓质缺氧 → 造影剂肾病

造影剂肾病

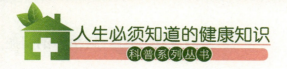

什么是马兜铃酸肾病

近年来中草药如关木通引起的肾损害已日益受到临床重视,国外称其为"中草药肾病",此命名显然不当。据研究这些中草药均含有马兜铃酸,国内学者建议将之称为"马兜铃酸肾病"。含马兜铃酸的中药包括关木通、广防己、马兜铃、天仙藤、青木香、寻骨风等。

马兜铃酸肾病包括如下3种类型:

(1)急性马兜铃酸肾病:短期大剂量服药者临床常呈非少尿性或少尿性急性肾衰竭,可伴近端及远端肾小管功能障碍,如肾性糖尿及低渗透压尿,尿酶明显增高。尿常规显示蛋白尿,伴少量红、白细胞及管型。可有轻度贫血,但是高血压不常见。此外,患者常有肾外表现,如恶心、呕吐、上腹不适等消化道症状,血小板减少,肝功能异常及神经系统损害等。

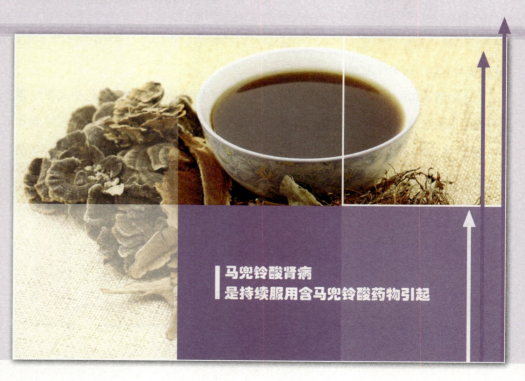

马兜铃酸肾病
是持续服用含马兜铃酸药物引起

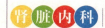

（2）慢性马兜铃酸肾病：慢性马兜铃酸肾病多由持续小量服用含马兜铃酸药物引起，但也可由重症急性马兜铃酸肾病不愈发展而来；肾功能损害常进行性进展，经数月至2~3年进入肾衰竭。患者常首先出现夜尿多，而后逐渐出现各种肾衰竭症状。尿化验常发现肾性糖尿，低渗透压尿，轻微蛋白尿，少量红、白细胞及管型，肾功能化验早期肾小管功能损伤更明显，后期出现氮质血症直至尿毒症。常伴轻至中度高血压，贫血出现早。B型超声检查肾脏体积常缩小，且两肾大小可不对称。值得注意的是，长期小剂量服用含马兜铃酸药物，不但可以导致慢性马兜铃酸肾病，而且还可能致癌，尤其是泌尿系统癌症。

（3）肾小管功能障碍型马兜铃酸肾病：常发生在小量间断服用马兜铃酸药物后，临床出现乏力、口渴、多饮、多尿、夜尿增多等症状。实验室检查常呈肾小管酸中毒表现。同时，尿浓缩功能减退，尿渗透压降低。

马兜铃酸肾病目前尚无成熟的治疗方案。

肾脏都有哪些疾病

什么是放射性肾病

放射性肾病亦称放射性肾炎，是由于肾脏接受大剂量的放射线照射所造成的损害，临床上常以高血压、蛋白尿、进行性贫血及肾功能损害为特征。

放射性损伤的程度与组织接受放射线剂量及放射线的性质有关。一般认为，肾脏在5周内接受的放射剂量达20戈瑞以上，即可发生放射性肾病。放射性肾病见于肾脏及其邻近器官接受深部放射治疗的患者。儿童、肾脏体积较大的患者及同时接受化疗的患者对放射线较敏感。因为脾脏常作为放射治疗的靶器官，所以左肾发生放射性肾病的机率较高。近年骨髓移植开展较多，骨髓移植前全身放射治疗使患者发生骨髓移植性肾病，这一现象已经引起了广泛的重视。

泌尿系感染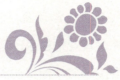

什么是尿路感染

尿路感染是指尿路内有大量的细菌繁殖，而引起尿道的某一部分的炎症反应，称为尿路感染，简称尿感。

根据感染发生的部位，可分为下尿路感染和上尿路感染；前者主要为尿道炎和膀胱炎，后者主要是肾盂肾炎。

根据有无尿路功能上和解剖上的异常，尿路感染分为复杂性尿路感染和单纯性尿路感染，复杂性尿路感染是指伴有尿路的功能和解剖

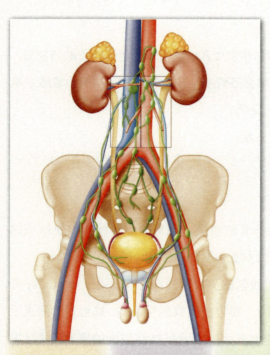

上的异常，如各种原因造成的尿路梗阻、糖尿病、泌尿系统先天畸形，或在其他慢性肾病基础上发生的尿路感染，单纯性尿路感染则无上述情况。

根据病史，尿路感染又分为初发和再发。后者又分为复发和再感。初发性尿路感染即第一次发作，复发是指治疗不彻底，常在停药后6周内再次发作，与原初感染的细菌属同株同血清型。再感染指原初感染已治愈，常发生在于原初治疗停药6周后。

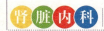

什么是尿道综合征

尿道综合征是一群非特异性排尿症状，包括尿频、尿急、尿痛及耻骨上不适等，但泌尿系检查常无异常。多发于青少年女性。

尿道综合征的病因是众说纷纭，其中有激素失衡说消化吸收反应说、环境污染说、过敏说、尿道周围纤维化说、神经功能障碍说及精神因素说等，但都缺乏有力的证据支持，没有被广泛的接受。不少学者支持尿道狭窄说，因为经尿道扩张后能取得一定的疗效，但患者中确实有狭窄者还是少数。支持病原体感染说者较多，但患者的尿培养只有半数可发现致病菌，多为大肠杆菌属，细菌计数往往≤10^5；有人认为本病与性传染病的衣原体、支原体、淋菌、生殖器疱疹等感染有关。持尿道解剖异常说者认为此类患者，多有尿道外口形状变异，如有尿道处女膜<3毫米的融合型、尿道外口有肉阜状突起、处女膜基底肥厚，尿道外口后方形成堤坝样隆起的堤坝型等。

什么是反流性肾病

反流性肾病是指尿液从膀胱沿输尿管流入肾内，导致肾实质病变和肾功能损害。如不及时治疗和纠正可发展至慢性肾功能衰竭期。

临床表现为：反复发作性尿路感染由于膀胱残余尿量增加，重复排尿时仍有相当尿量排除。继之可出现夜尿、多尿，也可发生低血钾、低血钠、及肾小管性酸中毒、蛋白尿及高血压。排尿性膀胱造影见到膀胱输尿管逆流。肾盂造影可见肾盂、肾盏扩张及变形，肾盏处有时可见到放射线状照影剂阴影，肾脏体积缩小。

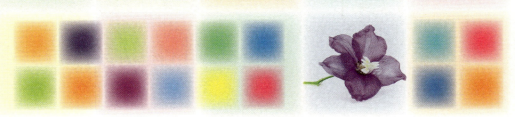

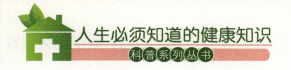

什么是梗阻性肾病

梗阻性肾病是指因肾脏的结石、肿瘤、炎症、结核、先天性疾病、创伤后瘢痕形成等造成的梗阻，可导致肾盂积水。肾盂输尿管连接部的先天性狭窄、异位血管或纤维索压迫可以造成梗阻。肾下垂由于肾脏的位置移动过大，有时可产生梗阻。肾盏憩室由于出口狭窄，常常引流不畅，形成梗阻。

什么是泌尿系结核

泌尿系结核是全身结核病的一部分，多数继发于肺结核，少数继发于肠结核或骨关节结核。

泌尿系结核可累及肾、输尿管、膀胱、尿道、前列腺、精囊、睾丸、输精管、输卵管等部位。结核杆菌经血或淋巴播散到泌尿生殖系时，常先累及肾皮质。在适宜生长的条件下形成干酪坏死灶，继而发展至肾髓质，在肾乳头部发展成干酪坏死灶，随后蔓延至肾小盏形成结核性空洞，即出现肾结核典型症状，结核病变随尿路可蔓延到泌尿生殖系统各部。肾结核是结核杆菌侵犯肾脏

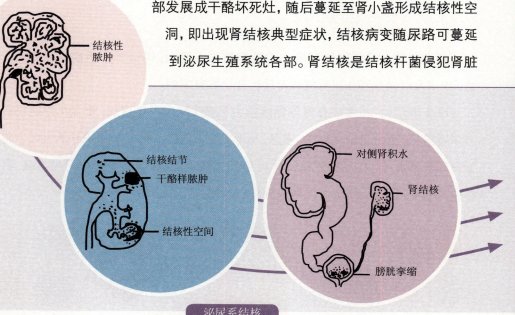

结核性脓肿

结核结节
干酪样脓肿
结核性空间

对侧肾积水
肾结核
膀胱挛缩

泌尿系结核

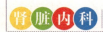

而引起的慢性、炎症性改变。它在泌尿系结核中，不仅发病率高，而且在晚期并发症多，后果也严重。

什么是肾结石

肾结石是指一些晶体物（如钙、草酸、尿酸、胱氨酸等）和有基质（如基质A、Tamm–Horsfall蛋白、酸性黏多糖等）在肾脏的异常聚集而形成的石状物，结石大多数位于肾盏或肾盂，随着结石下移，可停留在输尿管和膀胱。

肾结石是泌尿外科中占第一位的最常见疾病，根据近年国内统计，本病的发病率又逐渐上升的趋势，患病率高达140/10万，且肾结石患者的复发率为50%～80%。本病可发生于任何年龄，多见于20～50岁的成年男人，男女之比为4.5：1。由于肾结石可引起尿路梗阻、肾绞痛、血尿及肾功能衰竭等并发症，因此，积极防治肾结石对减少中末期肾功能衰竭的发生有重要意义。

肾结石属中医"淋症"（石淋）的范畴，石淋为五淋之一，古代医家又有"砂淋"、"砂石淋"之称。

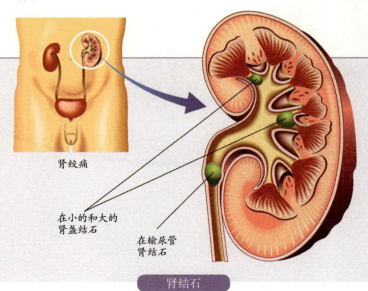

肾绞痛

在小的和大的
肾盏结石

在输尿管
肾结石

肾结石

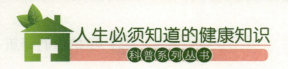
什么是急性肾盂肾炎

急性肾盂肾炎是指肾盂黏膜及肾实质的急性感染性疾病，主要是大肠杆菌的感染，另外还有变形杆菌、葡萄球菌、粪链球菌及绿脓杆菌等引起。 急性肾盂肾炎最严重的并发症是中毒性休克。

什么是慢性肾盂肾炎

慢性肾盂肾炎是细菌感染肾脏引起的慢性炎症，病变主要侵犯肾间质和肾盂、肾盏组织。由于炎症的持续进行或反复发生导致肾间质、肾盂、肾盏的损害，形成疤痕，以至肾发生萎缩和出现功能障碍。

平时患者可能仅有腰酸和（或）低热，可没有明显的尿路感染的尿痛，尿频和尿急症状，其主要表现是夜尿增多及尿中有少量白细胞和蛋白等。患者有长期或反复发作的尿路感染病史，在晚期可出现尿毒症。

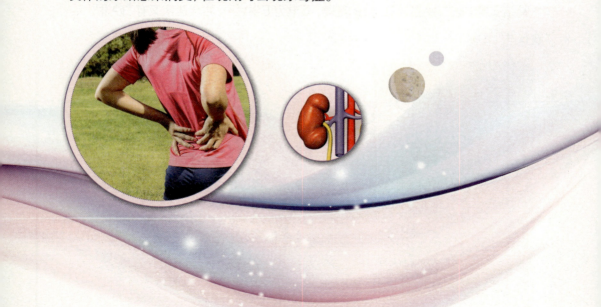

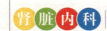

肾功能损伤及其他

什么是急性肾损伤

急性肾损伤是指由导致肾脏结构或功能变化的损伤引起的肾小球滤过率迅速突然(48小时内)下降,表现为血肌酐绝对值增加≥26.4微摩尔/升,或者增加≥50%,或者尿量<0.5毫升/千克体重/小时,持续超过6小时。

急性肾损伤即我们目前所说的急性肾衰竭,但急性肾损伤更准确地反映了疾病的病理生理学本质,而且有些损伤不一定达到肾衰竭的地步。其病因较复杂,主要有缺血、炎症和毒性损伤三大类。如果不及时诊治,预后较差,有可能转为慢性肾衰竭。临床表现为水钠潴留、容量超负荷、高血钾、酸中毒及肌酐、尿素等其他代谢废物的潴留症状。

什么是慢性肾功能不全

慢性肾功能不全是各种慢性肾病未得到彻底治疗,病情不断进展、恶化的晚期综合征。

慢性肾功能不全的病因中以慢性肾炎最多见,其次是慢性肾盂肾炎、系统性红斑狼疮、肾结核、肾小球动脉硬化症和多囊肾等,少见的有结石、肿瘤、前列腺增生和尿道狭窄等。

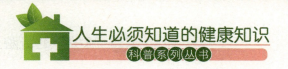
尿毒症是怎么回事

　　由于急性或慢性肾功能不全发展到严重阶段时，由于代谢物蓄积和水、电解质和酸碱平衡紊乱以及内分泌功能失调而引起机体出现的一系列自体中毒症状称之为尿毒症。

　　尿毒症是肾脏组织几乎全部纤维化，导致肾脏功能丧失的结果。肾脏纤维化是在肾脏损伤早期启动的，所以凡是肾脏疾病都要引起高度重视，及时规范治疗，防止尿毒症危重症的发生。肾脏纤维化是一种病理生理改变，是肾脏的功能由健康到损伤，再到损坏，直至功能丧失的渐进过程。

什么是肾性骨病

　　肾性骨营养不良又称肾性骨病，是慢性肾脏病时由于钙、磷及维生素D代谢障碍，继发甲状旁腺机能亢进，酸碱平衡紊乱，铝中毒等因素而引起的骨病。

　　肾性骨病进行缓慢，出现症状时已经是其晚期了，临床上以骨痛，骨折，骨变形为主要特征。骨痛突发症状之一，常为全身性，好发于下半身持重部位（腰，背，髋，膝关节），运动或受压时加重，走路摇晃甚至不能起床。病理性骨折多发于肋骨，其他部位也能由于轻微外力而引起骨折。多见于低转运型和接受糖皮质激素治疗的肾

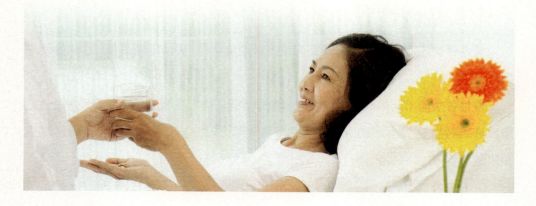

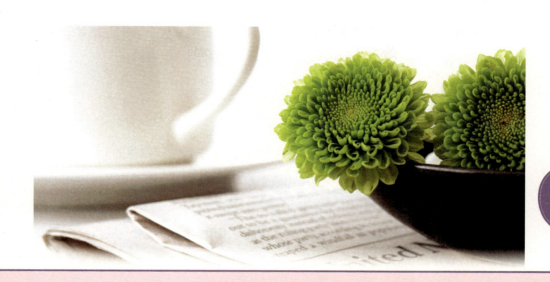

移植患者,高运型少见。成人易出现椎骨,胸廓和骨盆变形,重症患者引起身高缩短和换气障碍,称为退缩人综合征,小儿可发生成长延迟。

　　早期发现肾性骨病十分重要,慢性肾功能不全患者应定期监测血钙、血磷和全段甲状旁腺激素,发现异常给予及时治疗。如未及时诊治,血甲状旁腺激素高于1000皮克/毫升且出现甲状旁腺腺瘤样增生时,则只能行甲状旁腺全切术来治疗了。

什么是单纯性肾囊肿

　　单纯性肾囊肿不是先天性和遗传性肾胀病,而是后天形成的,是成年人肾脏最常见的一种结构异常。

　　近年来随着健康体检的普及和影像学检查技术的提高,单纯肾囊肿的检出率增高。囊肿可以为单侧或双侧,可以为一个或多个,一般位于皮质深层或髓质。发病率随年龄增长而增多。

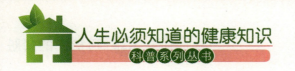
小的单纯性肾囊肿，无症状不需治疗。囊肿直径>4厘米以上者可行超声引导下囊肿穿刺抽液。当囊肿巨大，有压迫症状或疑有恶变则宜手术治疗。

什么是成人多囊肾

成人多囊肾是一种常染色体显性遗传性疾病，几乎都是双侧性的（占总病例数的95%）。而成人多囊肾通常40岁前不出现症状，肝脏、脾脏、胰腺也可见到相同形态的多发囊肿。多囊肾体积比正常肾大，其表面满布大小不等的囊肿。

多囊肾患者的合理治疗饮食对控制肾功能恶化进展非常重要。采用低盐饮食每天2~3克食用盐为宜，少吃含钾、磷，饮食，要低蛋白、低脂肪饮食、多吃富含维生素与植物粗纤维饮食，保持大便通畅。

肾脏错构瘤是良性的吗

肾脏错构瘤是良性的，肾脏错构瘤又称肾脏平滑肌脂肪瘤，为遗传性家庭性疾病，也是较常见的肾脏良性肿瘤。

肾脏错构瘤可有腹痛、肿块及血尿。通常有镜下血尿，B超显像呈强光团现象，异于中低回声的肾癌鉴别。CT为低密度区，容易辨别。

肾脏的恶性肿瘤有哪些

肾脏肿瘤一般分为良性和恶性两大类，其发病率占全身性肿瘤2%~3%，其中80%~85%为恶性。

肾脏恶性肿瘤中成人最多见的是肾癌，其次为肾盂移性细胞癌，肾母细胞癌儿童最常见。肾脏恶性肿瘤中，肾癌占85%，肾盂癌占7%~8%，肾母细胞癌占5%~6%，肉瘤癌占3%。

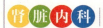

遗传性肾脏病有哪些

Alport综合征：是最常见的遗传性肾小球疾病，是因IV型胶原基因突变所致，主要累及肾脏、耳及眼，肾脏以血尿及肾功能进行性减退为主要特征。

薄基底膜肾病：是以肾小球源性为唯一或主要临床表现的一种肾小球疾病，肾脏病理改变主要是在电镜下观察到肾小球基底膜弥漫性变薄，绝大多数患者肾功能可长期维持在正常范围，预后良好，以往曾称为良心家族性血尿。薄基底膜肾病发病与IV型胶原基因突变相关，大多数符合常染色体显性遗传，也有部分患者符合X连锁显性遗传。

其他遗传性肾脏病有先天性肾病综合征、Fabry病、指甲–髌骨综合征、遗传性肾小管疾病。

肾脏都有哪些疾病

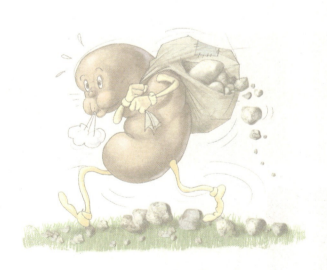

（本章编者：丁 韬）

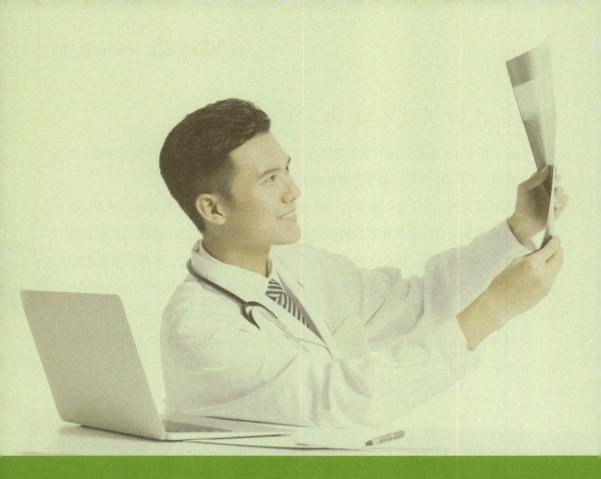

RUHE JIANCHACHU
SHENZANGBING

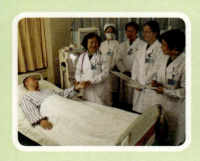 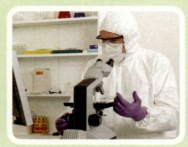 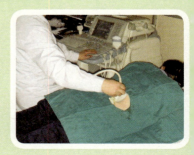

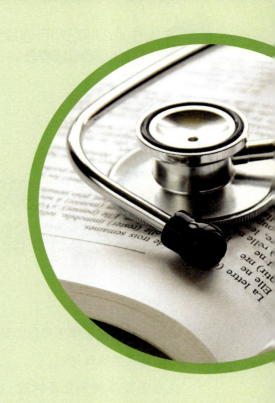

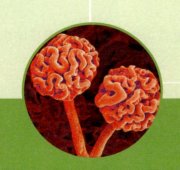

如何检查出肾脏病

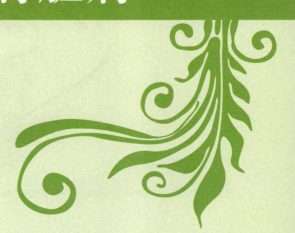

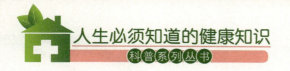
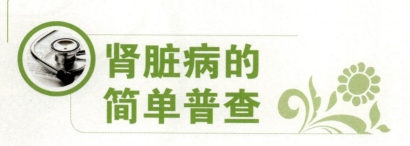

肾脏病的简单普查

肾脏病虽然擅长悄无声息的潜伏, 但是定期给肾脏进行常规体检, 可以提早地发现疾病存在的蛛丝马迹.

这些常规体检包括尿常规、B型超声及血液肾功生化等检查, 都可防患于未然。

(1)尿常规: 是对泌尿系统有无病变、病变性质及程度的最简便的检查。

(2)B型超声检查: 可以了解肾脏大小、形态是否正常。

(3)血液肾功生化: 能够初步反映肾功能。

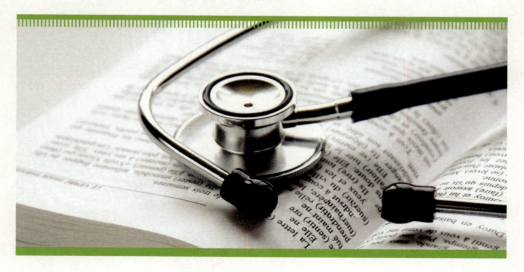

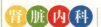

肾脏病血液和尿液的进一步检查

尿常规检查

常规尿液检查不仅对肾脏病的诊断及疗效观察有意义,而且对其他系统疾病的诊断及预后判断也有重要的参考价值。

一般性状检查

正常情况下尿液外观为清澈透明,尿颜色受食物、尿色素、药物等影响,一般呈淡黄色至深黄色。昼尿液量与夜尿量比例为3~4:1。

(1)尿量:正常成人尿量为1000~2000毫升/日。尿量异常分为尿量增多和尿量减少。

1)尿量增多:24小时尿量超过2500毫升称为多尿。

2)尿量减少:24小时尿量低于400毫升称为少尿;24小时尿量低于100毫升则为无尿。

(2)病理性尿液外观

1)血尿:每升尿液中含血量超过1毫升,即可呈现淡红色,称为肉眼血尿。如尿液外观变化不明显,尿沉渣镜检平均每高倍镜视野红细胞>3个,称为镜下血尿肉眼血尿一般可用尿三杯法粗测出血部位:第一杯有血,病变位于尿道及前列腺;第三杯有血,病变在膀胱三角区或后尿道;三杯均有血,提示病变在上尿道或膀胱。

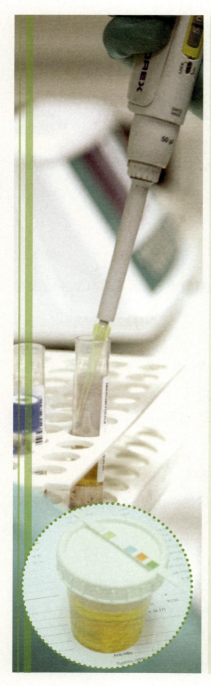

2）脓尿和菌尿：尿液呈白色混浊或云雾状；血红蛋白尿、肌红蛋白尿，尿液呈浓茶色，震荡后出现黄色泡沫，且不易消失；乳糜尿、脂肪尿尿液呈稀牛奶状或出现脂肪小滴。

（3）酸碱反应：尿液pH约为6.5，波动在5.0～7.0尿液pH可作为监测用药的一项指标，用氯化铵酸化尿液，可使碱性药物从尿中排出；而用碳酸氢钠碱化尿液，可使酸性药物从尿中排出。尿pH降低见于酸中毒、高热、痛风、糖尿病及口服氯化铵、维生素C等酸性药物；尿pH增高见于碱中毒、尿潴留、膀胱炎、应用利尿药或肾小管酸中毒等。

（4）尿比重：尿比重受尿中可溶性物质的量及尿量的影响。成人尿比重为1.015～1.025。尿比重增高见于血容量不足导致的肾前性少尿、糖尿病、急性肾小球肾炎、肾病综合征等；尿比重降低见于大量饮水、慢性肾小球肾炎、慢性肾衰竭、肾小管间质疾病、尿崩症等。

化学检测

（1）尿蛋白（PRO）：

1）定性检查：正常尿常规检查一般无蛋白，或仅有微量蛋白。若尿蛋白定性试验阳性，则称为蛋白尿。尿蛋白增多并持续出现多见于肾脏疾病。但发热、剧烈运动、妊娠期也会偶然出现尿蛋白。

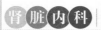

2）定量检查：24小时尿蛋白定量是将24小时尿液收集在一起，测量总量并留取适量混合尿送检，24小时尿蛋白定量正常值为小于150毫克。

3）尿蛋白的特殊检查：尿微量白蛋白是反映肾小球早期损害的敏感指标。尿微量转铁蛋白，可敏感的反映糖尿病患者早期肾损伤。尿视黄醇结合蛋白主要反映肾小管功能受损。尿蛋白电泳，可确定蛋白尿的性质，是肾小球性、肾小管性、还是溢出性。

（2）尿糖：正常人尿中可以有微量的葡萄糖，当血糖浓度超过肾糖阈（8.88毫摩尔/升）时，或肾糖阈降低时，将导致尿中出现大量的葡萄糖。尿糖阳性要结合临床及相关检查结果综合分析，明确诊断。

1）假性糖尿：维生素C、尿酸、葡萄糖全醛酸、随尿液排出的药液如异烟肼、链霉素、水杨酸、阿司匹林等可出现假阳性反应。

2）暂时性糖尿病：大量摄入糖类时可出现生理性糖尿；脑出血、急性心肌梗死等时可出现应激性糖尿。

3）血糖增高性糖尿：血糖超过肾糖阈所致，如糖尿病。

4）糖尿正常性糖尿：血糖浓度正常，由于肾小球病变导致葡萄糖的重吸收能力降低所致，见于慢性肾炎、肾病综合征、间质性肾炎和家族性糖尿等。

（3）尿酮体：正常尿酮体为阴性，若为阳性，则应考虑糖尿病性酮尿及非糖尿病性酮尿（高热、严重呕吐、腹泻、禁食、肝硬化的糖代谢障碍而出现的酮尿）。

（4）尿胆红素与尿胆原：尿胆原和尿胆红素阳性，多提示有黄疸存在，有助于黄疸的诊断和鉴别诊断。

尿沉淀检查

（1）细胞

1）尿红细胞：每个高倍镜视野下，尿液红细胞超过3个以上，称为镜下血尿。相差显微镜检查如变形红细胞>80%或棘状红细胞>5%，称为肾小球原性血尿；多形

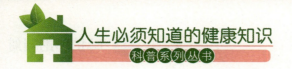

性红细胞<50%时，称为非肾小球原性血尿。

2）尿白细胞：每个高倍显微镜视野下，尿液白细胞超过5个以上，成为白细胞尿；尿中出现大量白细胞时，称脓尿，表现尿路感染，如肾盂肾炎、膀胱炎、尿道炎等。

3）尿上皮细胞：尿液中有少量上皮细胞，临床意义不大：当大量出现上皮细胞时，若能排除阴道分泌物污染，则应考虑泌尿系统炎症存在。

（2）管型：管型是蛋白质、细胞或碎片在肾小管、集合管中凝固而成的圆柱形蛋白聚体。尿中出现管型，特别是颗粒管型、细胞管型都是肾实质性病变的标志。

（3）结晶体：尿经离心沉淀后，可在显微镜下观察到形态各异的盐类结晶。

尿微量白蛋白检查

微量白蛋白尿是指在尿中出现微量白蛋白。白蛋白是一种血液中的正常蛋白质，但在生理条件下尿液中仅出现极少量白蛋白，<30毫克/24小时。微量白蛋白尿反映肾脏异常渗漏蛋白质。

尿微量白蛋白，是糖尿病肾病、高血压肾病等的早期肾脏受损的表征。无论哪种疾病引起的尿微量白蛋白都是因起始原因不同造成的肾脏固有细胞的损伤，使肾脏固有细胞的结构发生改变，功能随结构的变化而变化，在尿液中的体现。

微量白蛋白尿检测？
↓
白蛋白阳性？ →否
↓是
是否存在可能增加白蛋白排泄的情况？
体育运动
饮食蛋白摄入
利尿
尿路感染
酮症
高血糖
↓是
治疗和（或）等待诱因解除后，重复监测蛋白阳性？ →否
↓是
3～6个月内两次复查微量白蛋白尿
↓
2/3结果阳性？ →否
↓是
确诊微量白蛋白尿，开始治疗

1年后复查

尿微量白蛋白筛查流程

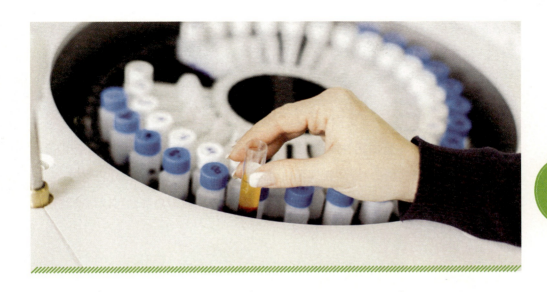

24小时尿蛋白定量检查

健康成人尿总蛋白上限为150~200毫克/日，白蛋白上限30毫克/日。尿蛋白检测方法如下：

（1）试纸法：可测浓度最低限为10~20毫克/分升。但是若尿pH>8.0、血液污染可呈现假阳性；稀释尿可呈现假阴性。如果试纸法显示仅少量蛋白，而酸沉淀法有大量蛋白，应警惕有无球蛋白和/或其他轻链蛋白，因这些带正电荷的蛋白不易与指示剂结合。

（2）尿蛋白定量：过去采用酸沉淀比浊法。近年发现随机一次尿的尿蛋白–肌酐比值或白蛋白–肌酐比值与尿蛋白定量有很好的相关性。

血尿患者为什么要做尿相位差显微镜检查

一般来说镜下血尿或肉眼血尿都可以说明尿液中存在红细胞，但是这些红细胞的来源是哪里，无法准确判断，通过尿相位差显微镜检查，能够帮助我们找到

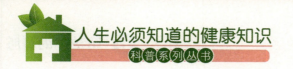
红细胞的来源，变性红细胞血尿为肾小球源性，均一正常的红细胞尿为非肾小球源性。

尿常规正常，为什么还要查尿微量白蛋白

尿常规只是对尿蛋白定性的检测，定性尿蛋白–~+时，定量约0.2~1.0克/日，当尿液中存在微量白蛋白时，尿常规蛋白可以是正常而尿微量白蛋白（正常值：<30毫克/日）是反映肾小球早期损害的敏感指标，所以查尿微量白蛋白可以帮助我们发现肾脏的早期病变。

试纸法是如何检测尿蛋白的

试纸法可测浓度最低限为10~20毫克/分升。但是若尿pH>8.0、血液污染可呈现假阳性；稀释尿可呈现假阴性。如果试纸法显示仅少量蛋白，而酸沉淀法有大量蛋白，应警惕有无球蛋白和/或其他轻链蛋白，因这些带正电荷的蛋白不易与指示剂结合。

如何留取24小时尿蛋白定量

24小时尿的收集方法：将早上的第一次的尿排干净，记录一下开始时间（比如8点）。从第二次小便开始留尿，将其收集在同一个干净干燥且带盖子的桶内，每1000毫升加防腐剂二甲苯2毫升。直至第二天的这个时间（比如8点）时再小便一次，放入桶内。用量杯量取尿量并记录在化验单上，取100~200毫升到医院化验。

24小时尿蛋白定量检查可比尿常规更精确地测出尿中的蛋白量，是蛋白尿的确诊实验。

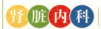
尿蛋白与肌酐比值
能代替24小时尿蛋白定量吗

尿蛋白与肌酐比值不能代替24小时尿蛋白定量，尿蛋白与肌酐比值用作筛选试验，尤其对早期糖尿病肾病，比值在0.03~0.3毫克就能预示；与24小时尿蛋白定量相关程度较高。已提出蛋白/肌酐比值>3.0毫克/时或<2.0毫克/时，蛋白排出量分别大于3.5克/24小时、小于0.2毫克/24小时。但尿蛋白/肌酐不能很精确的检测出24小时尿蛋白的量，不能给我们的治疗有很准确的指导作用，所以尿蛋白/肌酐不能代替24小时尿蛋白定量。

糖尿病患者尿常规没有蛋白
就不存在肾脏损伤吗

尿常规只是对尿蛋白定性的检测，糖尿病肾病的早期主要的线索是检测微量白蛋白，微量白蛋白是指超过30毫克/日。所以微量白蛋白是诊断糖尿病肾病的标志，糖尿病患者尿常规没有蛋白不一定没有发生糖尿病肾病。

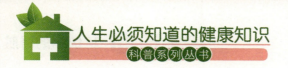
肾小球功能检查包括哪些

肾小球的滤过功能以肾小球滤过率（GFR）表示。GFR是指单位时间内经肾小球率过的血浆量。GFR不能直接测定，只能用某种标志物的肾脏清除率或血浆清除率来推测。菊粉清除率是检测GFR的公认标准。但由于其测量方法繁琐，价格昂贵，需要持续输液和留置尿管，仅用于医学研究，临床上常用的其他评价GFR的方法主要包括：

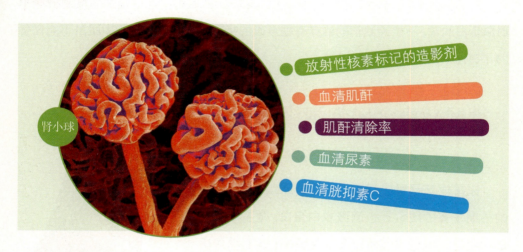

肾小球

放射性核素标记的造影剂

血清肌酐

肌酐清除率

血清尿素

血清胱抑素C

（1）放射性核素标记的造影剂：与菊粉相比，使用核素作为踪剂简便易行，是临床上工作中的"参考标准"。

（2）血清肌酐：分子量113D，是肌肉组织中肌酸的代谢终产物，每天的分解量相对恒定。肌酐在血液中不与蛋白结合，可自由通过肾小球，测量经济简便，是目前最常用的间接反应肾小球滤过功能的指标。利用血清肌酐反应GFR会受一些因素影响，如肌肉容积变化（肌病、营养不良等导致的肌酐的生成量减少，这时血肌酐会高估，GFR；不同年龄、性别的个体肌肉容积的变化亦可导致肌酐生成的差异）和经饮食摄入的外源性肌酐。此外，肌酐可被肾小管排泌，特别是随着肾功能的下降，由肾小管排泌的肌酐占肾脏肌酐清除的比例增加。因此，只有GFR下降到正常的1/3

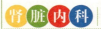

时，血清肌酐才开始升高。

（3）肌酐清除率：可避免肌肉容积变化及肌酐肾外清除的影响，比单独使用血肌酐反应GFR更准确。但是，肾小管对肌酐的排泌、留尿过程中血清肌酐的波动以及24小时尿标本留取的不准确都会影响Ccr评估GFR的可靠性。

（4）血清尿素：分子量60D，是人体蛋白质代谢的终末产物。现已证明其评价GFR的敏感性及特异性均欠佳。当GFR下降到正常的1/2以上时血中尿素浓度才会升高，且受很多肾外因素的影响。高蛋白饮食、消化道出血、感染有效血容量不足及充血性心力衰竭等因素可使其升高，而低蛋白饮食、大量饮水、慢性肝脏疾病均可导致血中尿素浓度下降。

（5）血清胱抑素C：分子量13KD，在所有有核细胞中恒定持续表达，机体产生量恒定，不受肿瘤或炎症，肌肉容量、性别等的影响。肾脏是清除胱抑素C的唯一脏器，可经肾小球自由滤过，在近曲小管被重吸收并降解，不被肾小管排泌，所以血清胱抑素C浓度主要由GFR决定，是较理想的评估GFR的内源性物质。特别是在肾功能损害的早期，比血清肌酐更敏感的反应GFR的下降。

如何检查出肾脏病

肾小管功能检查包括哪些

（1）近端小管重吸收功能检查：葡萄糖、氨基酸、磷的重吸收均在近端小管。在血糖正常情况下，尿糖阳性可视为肾小管重吸收葡萄糖的能力下降，或称为肾性糖尿。

（2）肾脏浓缩和稀释功能的检查：尿比重是反映远端肾小管浓缩功能的最简便指标，但受尿蛋白及尿糖浓度、尿PH、温度等多种因素影响。尿渗透压较少受到尿蛋白的影响，正常情况下，禁水12小时至次日晨，尿渗透压至少达600mOsm/(kg·H_2O)，而血渗透压正常。排除利尿剂等药物影响，尿渗透压的降低反应浓缩功能降低。

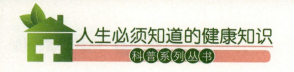
（3）尿酸化功能检查：肾脏对酸碱平衡调节的实现是通过重吸收被肾小球滤过出的碳酸氢根、再生碳酸氢根、分泌氢离子并产生缓冲物质结合氢离子排出体外。尿酸化试验结合血气分析，可用于鉴别肾小管酸中毒的类型。

（4）其他反应肾小管功能的指标

1）尿β2-微球蛋白：正常情况下，尿液排泄甚微，血清浓度升高反应合成增加或肾小球滤过减少，如多种血液系统和实体肿瘤。排除合成增加的因素，则尿β2-微球蛋白的增加是近端肾小管重吸收障碍引起的。如药物导致的肾小管损伤、重金属中毒性肾病、低钾肾病、子痫等。尿β2-微球蛋白在尿中容易降解，应留新鲜尿液尽快检查。由于含量较低，需用放射免疫分析法测定。

2）尿α1-微球蛋白：尿α1-微球蛋白增高的意义与尿β2-微球蛋白相似，是肾小管重吸收功能障碍的反映。尿α1-微球蛋白比尿β2-微球蛋白稳定性高，尿中排出量大，是反映近曲小管损伤的最理想指标。

3）视黄醇结合蛋白：经肾小球率过后大部分在近曲小管吸收。在近曲小管损伤时，尿中视黄醇结合蛋白增加。特别是在酸性尿中，较β2-微球蛋白稳定。

4）N-乙酰-β-D氨基葡萄糖苷酶（NAG）：是溶酶体酶，存在于肾小管上皮细胞中，正常情况下，尿中排泄率甚低。当肾小管身损伤时，溶酶体活性增强。尿NAG增加。

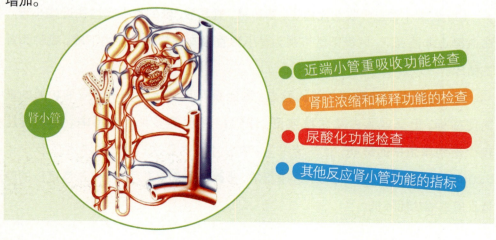

肾小管

● 近端小管重吸收功能检查

● 肾脏浓缩和稀释功能的检查

● 尿酸化功能检查

● 其他反应肾小管功能的指标

肾脏病 的辅助检查

B型超声检查

超声检查是目前临床应用最普遍的无创性肾脏影像学检查,基本可满足肾脏内科疾病诊治所需的全部信息需要。

超声检查分为普通黑白超声及彩色多普勒血管超声两种。普通黑白超声可明确提供肾脏大小,肾脏包膜的形态,肾实质的厚度及回声的强弱,可对临床鉴别急/慢性肾衰竭提供巨大帮助。此外,超声检查对发现肾盂积水非常敏感,可帮助临床了解是否存在肾后梗阻性因素导致的急性肾衰竭。目前临床进行的肾穿刺活检术均在超声引导下实施。此外,对于常见的肾脏囊肿性疾病,超声检查亦很敏感,结合病史,可有助于临床作出诊断。彩色多普勒血管超声主要用来观察肾脏大血管情况及了解肾内小动脉的阻力情况,有经验的超声医师可根据肾动脉血流情况做出肾动脉狭窄部位及程度的诊断,可作为肾动脉狭窄无创性检查的首选方法。可通过彩色多普勒血管超声测定的阻力指数(RI)来反映肾内小叶间动脉、弓形动脉等血管的血流情况,但特异性不

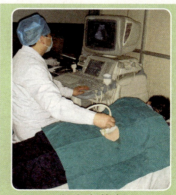

肾脏B超检查

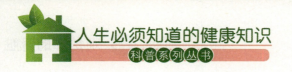

高。此外, 彩色多普勒血管超声可帮助明确有无肾静脉主干血栓形成。另外, 如肾穿刺活检术后患者出现明显肉眼血尿, 彩色多普勒超声可发现肾动静脉瘘形成。

肾脏的X线检查包括哪些

肾脏的X线检查主要包括腹部平片和静脉肾盂造影检查。

腹部平片作为基本检查, 理想的情况下可以看到肾脏的外轮廓及大小, 是否有钙化灶及不透X线的阳性结石。但因对肠道准备要求高, 可提供的信息有限目前临床上已很少应用。

静脉肾盂造影是通过静脉弹丸式注入含碘造影剂后以一定的时间间隔, 拍摄腹平片, 观察造影剂在肾脏浓缩及排出情况, 以及肾脏的大小、外轮廓情况。双侧肾脏在造影剂显影强弱和排空时间上应基本一致, 可粗略反应肾脏滤过功能。同时, 造影剂经肾脏浓缩排出入肾盂后, 可观察肾盂、肾盏的形态是否规则, 有无占位病变。并能通过观察造影剂排出是否通畅, 两侧是否对称, 了解肾盂及输尿管的引流情况, 明确有无占位及梗阻。因为目前可通过核素检查更精确的了解双侧分肾的滤过功能, 因此, 静脉肾盂造影在肾

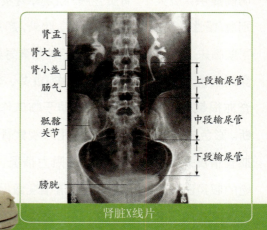

肾盂
肾大盏
肾小盏
肠气
骶髂关节
膀胱

上段输尿管
中段输尿管
下段输尿管

肾脏X线片

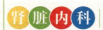
内科检查时很少采用,更多用于排除梗阻、畸形等泌尿外科情况。同时,因为要使用造影剂,对肾功能受损的患者进行该项检查慎重。

肾脏的CT及MRI检查

肾脏CT检查有以下意义

（1）查明肿块的位置、大小、形态、侵犯范围;可识别肿块为囊性、实质性、脂肪性或钙化性病变,以至作出定性诊断。

（2）当静脉尿路造影检查显示为失功能肾时,CT可确定病变的部位、性质或先天性发育异常。

（3）查出普通X线检查不能显影的细小钙化、结石或阴性结石。

（4）对肾结核的诊断有较大价值,可显示肾内破坏、病源钙化及肾周脓肿等情况。

（5）可判断肾脏损伤的部位、范围和肾周血肿,以及术后并发症。

肾脏CT检查主要用于

（1）临床及其他影像学资料发现或疑及肾区肿块时。

（2）肾区炎性病变:肾结核,肾积水。

（3）肾脏损伤。

（4）对碘剂过敏,禁忌造影的患者。

（5）引导肾区穿刺活检、吸引等介入性诊疗措施。

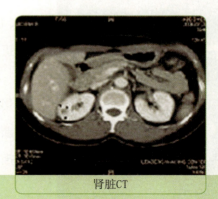

肾脏CT

如何检查出肾脏病

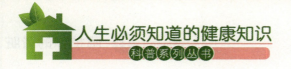
肾脏的MRI检查有以下意义

（1）MRI能清楚地显示肾脏，不用造影剂就可区别肾皮质与肾髓质。

（2）MRI能查明肿块的位置 大小、形态、侵犯范围；可鉴别肿块为囊性、实质性、脂肪性比CT敏感定性准确，但对钙化性病源与结石不及CT。

（3）静脉尿路造影，MRI检查可确定病变的部位、性质或先天性发育异常。

（4）对肾结核的诊断优于CT：①有助于定性诊断，可确定是炎症性病变还是肿瘤性病变；②可确定病变的范围和有助于临床分期。

（5）能较好地鉴别肾周脓肿、含尿囊肿、淋巴囊肿等。

（6）可判定肾脏损伤的部位、范围、肾周血肿或尿液外渗以及术后并发症

（7）无创性观察肾移植后有无排异反应，MRI优于肾动脉造影和增强CT扫描。

（8）MRI和CT一样，对肾实质性肿块定性诊断有一定困难，必须结合临床表现、尿路造影、B超、CT等检查资料作全面分析，方能作出正确诊断。

（9）MRI诊断肾肿瘤是否一定优于CT等其他影像检查，目前尚无定论。对于早期发现和诊断肾肿瘤应首选B超，其次是肾盂造影、CT扫描以及肾动脉造影。

肾脏的MRI检查主要用于检查：肾区肿块；肾脏感染性病变；肾结核；肾周脓肿；肾脏外伤；肾弥漫性实质性病变；移植肾和肾手术后检查；肾先天性畸形；对碘剂过敏、禁忌造影者。

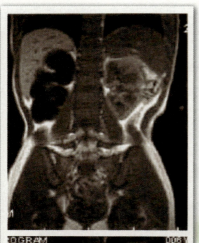
肾脏MRI

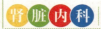

肾脏的核素成像检查

　　相对于影像学检查主要提供有关肾脏形态结构等解剖学信息，核素检查主要用来提供肾脏功能性的信息。其优势在于可以提供肾的功能测定，而不像肌酐清除率反映的是总肾功能，临床进行较多的是肾动态显像和分肾肾小球滤过率（GFR）的测定检查。

　　常用的核素是99mTc–DTPA。通过弹丸式注入99mTc–DTPA，应用特殊的探头置于双肾的位置，高速摄像并采集放射性信号，可以观察双侧肾脏血流灌注、实质形态和功能，以及尿路引流情况，肾影像的放射性计数随时间的变化曲线称为肾图。根据左右肾影像的最大计数率占显影剂注入总计数率的百分数可计算出肾的GFR。

　　在怀疑有肾动脉狭窄时还可以进行卡托普利肾图检查，观察用药前后分肾GFR的变化。目前该检查使用已经不多。

如何检查出肾脏病

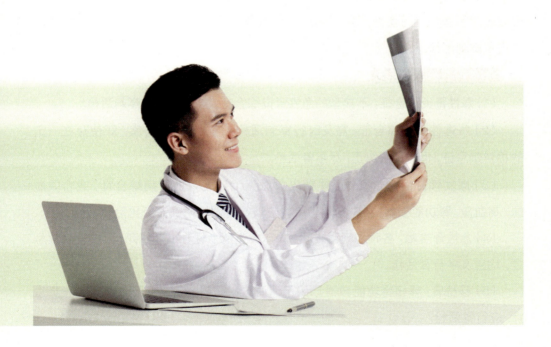

肾穿刺活检有必要吗

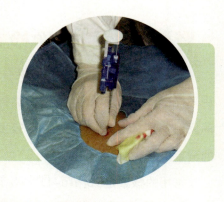

肾穿刺活检是诊断肾脏疾病尤其是肾小球疾病不可少的手段。

经肾穿刺活检术的适应证和禁忌证是什么

肾穿刺活检的适应证可以分为两大类：

先治疗，后穿刺活检

（1）急性肾炎综合征：典型的链球菌感染性肾小球肾炎。如逾期未愈、发生急性肾衰竭等应及时行肾穿刺活检明确原因，指导进一步治疗。

（2）原发性肾病综合征：儿童和青少年的单纯性原发性肾病综合征（以微小病变或轻度系膜增生可能性大），可先用糖皮质激素正规治疗8周以上，如临床无效，在行肾穿刺活检。

先穿刺活检，后治疗

（1）急性肾炎综合征：不典型的急性肾炎综合征，应尽早行肾穿刺活检。

（2）急进性肾炎综合征：需及时行穿刺活检，再制订治疗方案。即使存在一定的相对禁忌证，也应尽快纠正，尽早肾活检。

（3）原发性肾病综合征：正规糖皮质激素治疗无效的肾病综合征，或合并血尿、高血压、肾功能损害，或中老年患者均应该行肾活检明确诊断再治疗。

（4）急性肾衰竭：各种急性肾衰竭，除非典型的急性肾小管坏死，只要没有禁忌证，均应及早行肾活检。

（5）移植肾：移植肾功能减退原因不清时或出现排异反应，无法确定下一步治疗，应行肾活检。

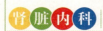

肾穿刺活检的禁忌证：①孤立肾；②明显的出血倾向并不能纠正；③重度高血压不能纠正；④严重精神疾病不能配合；⑤体位不良；⑥肾脏活动性感染；⑦肾脏肿瘤位于拟穿刺部位，并不能选择其他位置进行穿刺活检；⑧肾脏位置过高或游走肾；⑨慢性肾衰竭、肾萎缩、肾实质变薄。

肾脏病理学检查的方法有哪些

肾脏病理检查的主要步骤包括：取材、分割、固定、脱水、包埋、切片、染色、阅片和签发报告。大多数肾脏病理检查需要光镜、免疫病理（免疫荧光或免疫组织化学）及电镜检查相结合。

免疫病理检查对以下疾病诊断非常必要：IgA肾病、非IgA系膜增生性肾小球肾炎、C1q肾病、I型新月体肾炎、紫癜性肾炎、乙型肝炎病毒相关性肾小球肾炎、AA型淀粉样变性病、轻链沉积病、移植肾体液免疫性排异反应、纤粘连蛋白肾病、脂蛋白肾病等。其常规应包括IgG、IgA、IgM、C3、C1q、κ、λ。

光镜检查常规染色体包括苏木素伊红染色（HE）、过碘酸−雪夫染色（PAS）、马松三色染色（Masson）、六胺银染色（PASM），必要时进行特殊染色。

电镜检查对以下疾病诊断非常必要：薄基底膜肾病、微小病变肾病、Alport综合征、纤维样肾小球病、免疫触须样肾病、致密物沉积病、胶原Ⅲ肾病、甲−髌综合征、脂蛋白肾病、早期肾淀粉样变性病等。

（本章编者：耿燕秋）

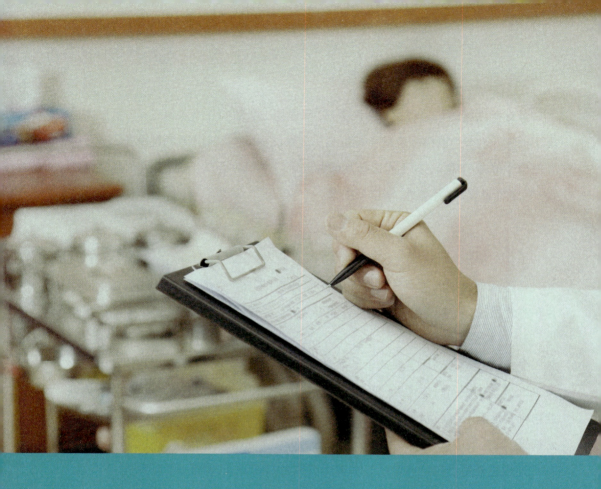

XUEYE JINGHUA

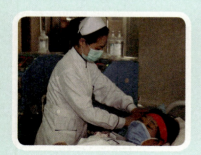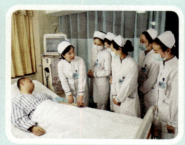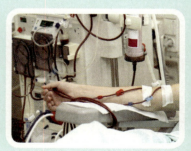

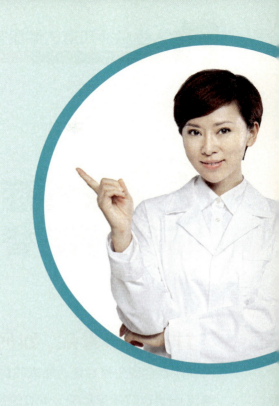

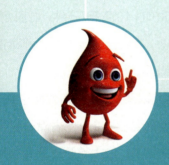

血液净化

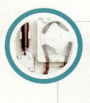

尿毒症的
肾脏替代治疗

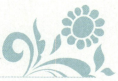

什么是尿毒症，如何治疗

　　尿毒症即为慢性肾功能衰竭的终末期，一般GFR<10毫升/分钟，血肌酐>8毫克/分升(707微摩尔/升)，肾脏的各种功能基本丧失，导致代谢废物及各种毒性物质在体内贮留，水电解质、酸碱平衡以及内分泌代谢出现严重紊乱。

　　患者可出现尿毒症症状如乏力、纳差、恶心、呕吐以及贫血、代谢性酸中毒、水电解质紊乱如低血钙、高血磷等并发症。一旦诊断为尿毒症，首先应去除引起尿毒症加重的因素，如感染、入量不足、血糖或血压控制不良等，如去除诱因后肾功能无好转则应选择肾脏替代治疗。

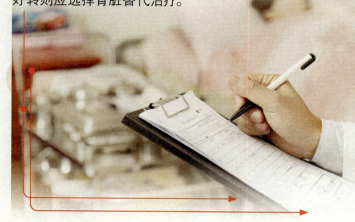

哪些疾病可以引起尿毒症

大部分肾脏病发展缓慢，随着病情进展，肾脏损害逐渐加重，经过数年或数十年，才发展到尿毒症阶段。各种慢性肾脏病晚期都可出现肾功能衰竭。常见的有下列几种疾病：

(1) 慢性肾小球肾炎。

(2) 慢性肾盂肾炎。

(3) 慢性间质小管病变如止痛剂肾病、马兜铃酸肾病。

(4) 高血压。

(5) 代谢性疾病，如糖尿病、痛风肾病。

(6) 继发于系统性疾病如狼疮性肾炎。

(7) 长期慢性尿路梗阻。

(8) 遗传性疾病如多囊肾、遗传性肾炎。

为什么患尿毒症必须透析治疗

尿毒症是肾功能衰竭晚期所发生的一系列症状的总称。慢性肾功能衰竭症状主要体现为有害物质积累引起的中毒和肾脏激素减少发生的贫血。虽然药物能改善贫血、高血压等症状，但常规药物疗法并不能有效清除大量毒素；而且由于肾脏对水的排除能力降低，使用利尿剂也无明显效果。这时，就需要用替代治疗（主要是透析）来清除毒素和过多的水。

肾脏替代治疗的方式有哪些

目前肾脏替代疗法包括：血液透析、腹膜透析和肾脏移植。

血液透析是在医院里通过透析机进行，通常每周去医院里治疗2~3次。

血液净化

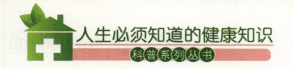

腹膜透析可在家中、工作单位或任何干净的场所进行换液，自己进行操作。
肾移植是将别人提供的正常活体肾移植到尿毒症患者身上。

什么叫血液透析或人工肾

　　血液透析是指把患者的血液引出体外，然后借助于透析机上的装置，把血液泵入透析器，通过透析器里面的透析膜来进行毒素和水分的转运，把多余的水分和毒素排出体外，同时纠正电解质和酸碱平衡的紊乱，再把清洁的血液送回自己的身体内，达到治疗尿毒症的目的。正规血液透析治疗每次4小时，每周3次，即可达到充分透析的要求，多数血透患者能够维持正常的生活和工作。

　　透析治疗能否完全替代人体肾功能?虽然血液透析或腹膜透析能够清除体内的代谢产物和过多的水分，维持正常的血压，维持体内电解质及酸碱平衡，但并不能像正常的肾脏那样可以自动地随着饮食和饮水量地变化而变化，也不能替代正常肾脏分泌激素，所以血液透析或腹膜透析治疗只能部分替代正常肾脏的功能。因此，在透析间期要适当控制食物和水分的摄入，定期注射促红细胞生产素、口服叶酸、维生素B$_{12}$纠正贫血，服用钙剂及磷结合剂纠正钙磷代谢紊乱，这样才能更好地提高生活质量。

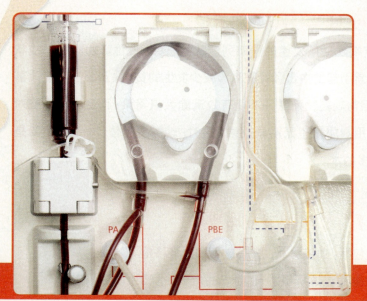

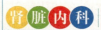

血液透析有什么优点

血液透析能够较快的清除体内堆积的毒素和多余的水分,迅速纠正高钾血症和酸中毒,缓解临床症状,挽救患者的生命。急性肾功能衰竭的患者,如果出现少尿或无尿、全身水肿、胸闷、憋气等症状,应进行紧急血液透析治疗,不仅可以迅速缓解症状,而且可以为原发病治疗争取时间,使肾功能早日恢复。

血液透析的适应证及禁忌证有哪些

血液透析的适应证有

(1)急性肾功能衰竭:急性肾功能衰竭病情复杂,目前认为一旦诊断成立,尿量在短期内不能迅速增多,又无严格禁忌证时即可开始早期而充分的透析,尤其是对高分解代谢者。

(2)慢性肾功能衰竭:肌酐清除率小于15毫升/分钟时开始血液透析治疗。

血液透析的禁忌证有

(1)绝对禁忌证:对透析材料有严重过敏者、中心静脉有血栓形成、严重的心绞痛、低血压性心力衰竭。

(2)相对禁忌证:颅脑出血、精神异常不合作者、严重的血管病变、活动性糖尿病视网膜病变。

哪些患者适合血液透析

血液透析在医院进行,主要依靠护士和技师操作,患者不必去学习掌握操作技巧。另外,患者每周3次到医院进行血液透析治疗,可以和医护人员很好的交流,得到更多的指导。所以,血液透析适合那些没有血液透析的禁忌证,无法自行开展透析的患者。

血液透析的原理及方法

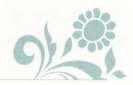

血液透析需要哪些设备

血液透析不像腹膜透析那样可以在家里进行,它需要比较昂贵的设备,需要专业人员在医院里进行,主要的装置包括:

(1)透析机:透析机是一个比较复杂的机电一体化设备,在血液透析过程中,由专业人员操作,负责控制和监测透析液通路及血液通路的各种参数,保证整个透析过程可以持续、安全地进行。透析机主要由血泵、透析液供给系统和安全监控系统组成。

(2)透析器:透析器是透析装置中最重要的组成部分,由透析膜及其支撑结构组成,血液进入透析器和透析膜接触,和透析液进行交换来清除毒素和多余的水分,用来替代肾脏功能。

(3)透析液:透析液是用来和血液进行交换的液体,一般由浓缩透析液和碳酸氢盐缓冲液制备,即所谓的标准碳酸氢盐透析液。

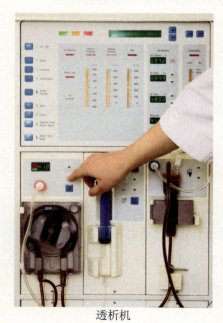

透析机

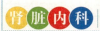

（4）透析用水：每次透析过程中需要大量的水，水中的所有小分子物质都可以通过透析膜直接进入患者血液中，因此，水的纯度非常重要，经过净化后的水应保持纯净和无微生物污染。

血液透析是如何清除毒素和水分的呢

血液透析是将患者的血液与透析液同时引入透析器，清除血液中的代谢废物及毒素以及体内多余的水分。血液透析可以部分地替代肾脏功能，是目前广泛应用的尿毒症治疗方法之一。

血液透析是利用半透膜原理，将患者血液与透析液同时引进透析器内。透析器的膜内是血液通路，膜外是透析液的通路，在透析时血液与透析液在膜两侧呈反方向流动，通过膜两侧的溶质梯度、渗透压梯度和静水压梯度，使血液中能通过半透膜微孔的物质如钾离子、尿素、肌酐和水分由血液侧向透析液侧移动，而人体内需要补充的物质如钙离子、碱性物质如碳酸氢根等则由透析液侧向血液侧移动，这样使患者的电解质紊乱、酸碱平衡得以纠正，体内的代谢废物和过多的水分被排除。

什么叫单纯超滤

单纯超滤简称单超，是一种通过对流弥散转运机制，并通过透析器的半透膜等渗地从血中清除多余水分的方法。适合于全身水肿、血压高、心肺功能衰竭的患者。单超一般在透析开始或透析结束前半小时进行，设定时间一般为半小时或1小时，脱水量500~1500毫升/小时左右，由于单超只能脱水，不能清除毒素，如果设定时间太长会影响溶质的清除效率，因此，临床上应根据患者的实际情况设定单超剂量。

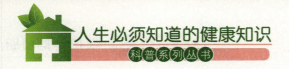
什么叫序贯透析

　　序贯透析是指在血液透析过程中单纯超滤与透析治疗交替进行的治疗方法。一般临床上对高度水肿、心肺功能衰竭患者多采取先单纯超滤快速脱水再行血液透析治疗的方式,可使临床症状迅速缓解。

什么叫高通量透析

　　高通量透析中的高通量是指"溶质"或"溶剂"高速率穿过半透膜在血液侧与透析液侧移动,即通过提高血液与透析液流速以及透析器膜的面积等,达到净化溶质和去除多余水分的目的。高通量透析要求选择超滤系数在20~70毫升/分钟(h·mmHg)的透析器如F60、F70、F80等空心纤维型聚砜膜透析器,血流量能达到300毫升/分钟,透析液流量在800~1000毫升/分钟。由于高通量透析的疗效优于普通透析,因此,可适当缩短透析时间,一般每次3小时。每周9小时。

血液透析与腹膜透析有哪些区别

　　血液透析需要进行体外循环,通过透析与超滤清除溶质和体内多余的水分,容

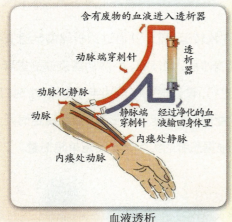

血液透析

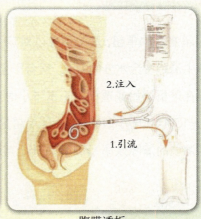

腹膜透析

易引起血流动力学的波动如血压升高或下降、发生心律失常等。腹膜透析是利用腹膜的半透膜特性来清除溶质和多余的水分，进行血液净化。透析液引入患者腹腔，血液中的毒素和多余水分通过腹膜进入腹腔中的透析液然后排出体外。

　　血液透析由于需要特殊的设备，只能在医院进行，而腹膜透析不需要特殊的设备，简单易行，可在家中进行，透析方案可随时调整且不需要抗凝剂，血液透析对尿素氮、肌酐等小分子物质的清除效率高于腹透，但对中、大分子物质如β_2-MG的清除效率不如腹透。另外，腹透对残余肾功能的保护较血透好。

血液净化

什么叫血液灌流，
哪些透析患者需要行血液灌流治疗

　　血液灌流是将患者的血液引出体外，通过吸附装置清除血液中外源性和内源性毒物，以达到血液净化的一种治疗方法。它的基本原理是靠活性炭巨大表面积的强大吸附作用进行血液吸附。HP能有效去除血液内肌酐、尿酸、中分子物质、酚类、胍类、吲哚、有机酸及多种药物，但不能去除尿素、磷酸盐、水分及电解质，因此治疗尿毒症时，一般应与血液透析或血液滤过联用。

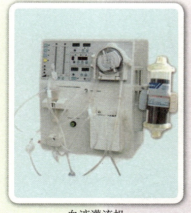

血液灌流机

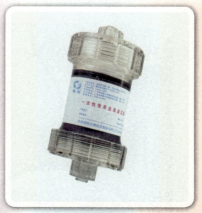

血液灌流器

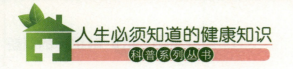
　　血液灌流的原理是通过树脂吸附剂的吸附作用，清除人体各种内源性和外源性毒物，从而达到血液净化的目的。很多需要长期血液透析的尿毒症患者，由于钙磷代谢紊乱，引起甲状旁腺功能亢进，升高的甲状旁腺激素可引起皮肤瘙痒，软组织钙化，周围神经病变，贫血，失眠等。单纯的普通血液透析对甲状旁腺激素清除很少，联合应用血液灌流通过吸附装置，可选择性的清除尿毒症患者体内的甲状旁腺激素及一些中分子物质。

什么叫血液透析滤过，
哪些患者需要行血液透析滤过治疗

　　血液透析滤过是在血液透析的基础上，采用高通透性的透析滤过膜，提高超滤率，从血液中滤出大量含毒素的体液，同时输入等量置换液的一种血液透析方法。其目的是在透析清除小分子毒素的同时，增强对中分子毒素的清除作用。血液透析滤过的工作机制与血液透析基本相同，包括溶质的弥散、对流和水分的超滤。血液透析时溶质的清除主要依靠弥散功能，对流只占极小比例，而血液透析滤过由于超滤量大幅度提高，溶质通过对流清除的比例明显增大；血液透析由于膜的孔径较小，只能清除小分子毒素，而血液透析滤过采用高分子合成膜，孔径增大，能有效地清除中分子毒素。

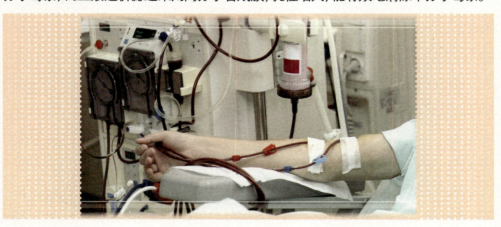

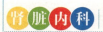
血液滤过治疗有很多优点，但是并不是每个透析患者都有必要去做。哪种情况需要做？透析多长时间需要做？是否有疗程？这些没有定论，一般来讲，开始进入透析的患者，病情稳定、无明显并发症、能很好耐受血液透析的患者不是必须做这种治疗，随着透析时间的延长，出现中分子物质的蓄积，间断进行这种治疗能够预防一些并发症的发生。

什么叫连续性血液净化治疗，与普通血液透析相比，有何优缺点

连续性血液净化治疗又名连续性肾脏替代治疗：是指所有连续、缓慢清除水分和溶质的治疗方式的总称。连续性血液净化治疗包括：连续性动（静）脉血液滤过、连续性动（静）脉血液透析、连续性动（静）脉血液透析滤过、动（静）脉缓慢连续性超滤、连续性高通量透析、高容量血液滤过、日间连续性肾脏替代治疗等多项技术。

连续性血液净化治疗具有以下特点：①稳定的血流动力学特点；②持续、稳定地控制氮质血症及电解质和水盐代谢；③不断清除循环中的毒素和中分子物质；④按需提供营养及药物治疗。这些优势为重症患者的救治提供了非常重要的、赖以生存的内稳态的平衡。当然，连续性血液净化同样可以出现血液净化常见的一些并发症，如低血压、过敏、空气栓塞等。一般适用于一些重症、高危的患者。

血液透析患者如何选择适合的透析方式及透析时间

就透析而言，大约有20%的患者适合做腹透，20%的患者适合做血透，60%的患者既适合做腹透也适合做血透，医生会根据病情建议患者选择适合自己的透析

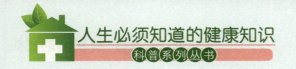

方式，但是最后的决定权在与患者及家属。那么到底该何时开始透析呢？这是患者和家属最关心的问题，尿毒症是一个渐进的过程，其实在出现典型的尿毒症症状之前的很长一段时间内，就已开始影响了患者的健康，到底何时透析合适，目前尚无统一定论，要结合肾功能化验指标、患者的临床症状、家庭的经济状况、患者和家属的态度综合考虑，医生会根据患者的情况建议进行透析的合适时间。

血液透析前的准备工作有哪些

（1）血液透析前的心理准备：由于血液透析只是终末期肾脏替代治疗的一种方式，只能部分替代肾脏功能，不能完全替代肾脏的内分泌及调节代谢功能。因此，在进行血透之前要了解血透治疗的必要性和局限性，做好充分的思想准备，这样才能与医务人员更好的配合，定期到门诊随诊，有病情变化及时与医院联系。

（2）建立血管通路：首选自体动静脉内瘘。由于内瘘的成熟需要4~8周，过早使用内瘘会造成血管内膜损伤，形成血栓，影响内瘘的使用寿命。如果没有血管通路需要紧急透析时，则需要进行中心静脉插管透析，即增加了费用，又增加了痛苦。

（3）定期到医院随诊：监测肾功能指标，让医生了解自己的临床症状，决定透析治疗的时机。

为什么有些患者用低分子肝素抗凝

低分子肝素由肝素降解而来，与普通肝素相比，抗凝效果好，副作用少，一般在透析开始时从透析器前一次注射，使用方便，但价格大大高于普通肝素。

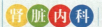

血液透析为什么要使用抗凝剂

血液透析是一种体外循环治疗,必须应用抗凝剂以防止血液在体外循环时凝固,这样才能保证血液透析顺利进行。

肝素是目前最常用的抗凝剂,一般采用全身肝素化法,即在透析开始时从透析器前给一个首次用量,然后每小时再给一个维持剂量。肝素的用量应个体化,一般根据每个患者的血色素、出凝血情况决定肝素用量,根据透析结束时透析器挂血情况、动静脉内瘘穿刺针眼处纸滚压迫时间调整肝素用量。肝素使用比较安全,适合于大多数患者,但也有一些不良反应,如过敏、瘙痒、骨质疏松、高脂血症、血小板减少等。

血液净化

高危出血患者如何使用抗凝剂

当患者有活动性出血、有出血的高危因素或者对肝素过敏者可选择无肝素透析。

无肝素透析时容易发生体外凝血,可以通过以下方法避免:①选用生物相容性较好的透析器;②适当提高血液流速;③定期用生理盐水冲洗透析器,一般每30分钟用100~200毫升盐水冲洗透析器。

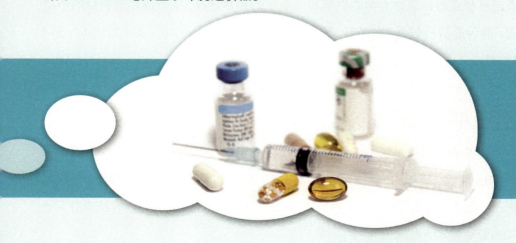

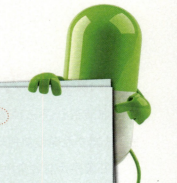

什么情况下要用无肝素透析

无肝素透析主要用于以下情况：

（1）有活动性出血：如呕血、咯血和便血；

（2）有高危出血倾向：如血小板减少或伴有出凝血性疾病；

（3）颅脑出血急性期；

（4）有活动性出血：如呕血、咯血和便血；

（5）有高危出血倾向：如血小板中毒减少或伴有出凝血性疾病；

（6）颅脑出血急性期；

（7）当日需手术者；

（8）大手术后至少1周。

什么是诱导透析

诱导透析是指患者由开始步入透析到规律性透析的过程。目的是最大限度减少渗透压梯度对血流动力学的影响和导致水的异常分布，从而减轻透析后的不适反应。诱导透析一般分3次进行，首次透析的时间一般为2小时，第2次3小时，第3次4小时。

什么叫失衡综合征，如何预防

失衡综合征指的是发生在透析中、后期的一组全身性不舒服症状，多表现为恶心、呕吐、头痛、烦躁，严重者可表现为抽搐、昏迷。可通过以下措施预防：①开始透析；②合理安排诱导透析；③透析时适当提高透析液钠浓度；④透析结束时可给予50%葡萄糖20～40毫升静推。

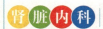

什么是首次使用综合征，如何预防

　　由于使用新透析器产生的一组综合征，称为首次使用综合征。一般分为两种类型，过敏型和非特异型。

　　过敏型临床表现较严重，通常在透析开始几分钟内发生，也可延迟到30分钟或更长，主要表现为过敏反应如瘙痒、荨麻疹、咳嗽、打喷嚏、鼻部卡他症状、流泪、腹部痉挛或腹泻。可能是对透析器消毒剂环氧乙烷过敏所致。对严重反应者应立即停止透析，夹住血液管道，丢弃透析器和管道内的血液，根据反应的严重程度可静脉注射激素、抗组胺药和肾上腺素。主要的预防措施是使用透析器前用生理盐水（一般用500毫升）适当冲洗透析器清除环氧乙烷和其他可能的致敏原，最好选择不用环氧乙烷消毒的透析器和血液管路。

　　非特异型首次使用综合征比过敏型常见，但一般表现不严重，主要表现为胸痛、背痛，可在透析几分钟后发生，也可在透析几个小时后发生。发生机制目前还不清楚，由于可自行缓解，因此，可以对症处理后继续透析。主要的预防措施是使用复用的透析器。

什么叫干体重，如何掌握干体重

　　干体重就是体内既不缺水也没有多余的水分，而且患者感觉舒适的体重。干体重不是固定不变的，可以随病情的变化而波动。如果患者近段时间食欲不好、腹泻、合并感染等，干体重会下降，相反，如果食欲旺盛，干体重会增加。因此，透析患者的干体重应根据病情的变化随时调整。如果干体重设置过高会引起透析患者存水过多引起高血压、心力衰竭，干体重设置过低又会引起透析患者发生低血压。

　　要准确掌握干体重，要根据患者的基础体重、血压情况、透析前有无水肿、有无胸闷、憋气等症状，透析过程中或透析结束后有无心悸、出汗、肌肉痉挛、恶心、呕吐、低血压等表现来确定。

血液净化

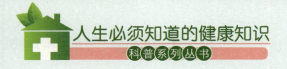

什么是充分透析，如何评估透析充分性

　　充分透析是指患者通过透析治疗清除了足够的毒素和水分，患者感到身心舒适、食欲良好、体重增加、体力恢复、慢性并发症减少或消失。现在的透析技术发展很快，透析患者的生存率大大提高，但突出的问题是并发症。透析治疗比较晚，且伴有严重并发症的患者预后差，生存期短；而没有严重并发症、继续参加社会活动的透析患者生存期明显延长。所以，充分透析和长期预后密切相关，充分透析是一个综合性的概念，并不是某种毒素清除的多少，一般来说，充分透析的指征包括身心安泰、食欲良好、体重增加、体力恢复，慢性并发症减少或是消失。透析不充分会有很多不舒服的症状，时间长了不仅会影响患者的生活质量和预期的寿命，而且还会因住院率增高而使患者的医药费增加，从而给患者、家人以及社会带来不必要的麻烦和负担。

　　临床上常从以下几个方面判断透析患者的充分性：①患者的一般情况、营养状态良好，干体重增加，食欲大为好转，体力恢复，透析期间无明显不适感觉和消化道症状，具有生活自理、家务劳动或轻工作能力；②透析期间没有水、电解质和酸碱平衡的明显改变，体重增加不超过3%～5%；③血压维持在正常范围内（用或不用降压药），心胸比例在正常范围内，一般不超过50%，老年人可以放宽到60%，不出现心包炎，无任何心力衰竭的症状和表现；④透析过程中不发生循环功能意外以及失衡综合征；⑤没有出现尿毒症性周围神经病变和中枢神经系统紊乱；⑥未出现严重的钙磷代谢障碍和透析骨病表现，无骨关节炎或透析相关淀粉样变并发症。

血管通路

血液透析患者为什么要建立血管通路

　　血液透析时需要把患者血液引出体外，经透析机后再回到体内去，该通路称为血管通路。血管通路是血液透析患者的生命线，建立和维持一个有效的血管通路是血液透析顺利进行的前提条件。血管通路失败是透析各种并发症的各种并发症的主要原因，透析患者中大约有25%的患者是因为血管通路问题住院。

血管通路分为哪几种类型

　　按照血管通路的用途及使用时间，可将血管通路分为两大类：临时性血管通路、半永久性血管通路及永久性血管通路。临时性血管通路包括动静脉直接穿刺、动静脉外瘘、经皮中心静脉插管（包括股静脉插管、颈内静脉插管、锁骨下静脉插管），半永久性血管通路包括带袖套（cuff）的中心静脉插管及完全埋置于皮下的导管装置，永久性血管通路包括自体动静脉内瘘及移植血管内瘘

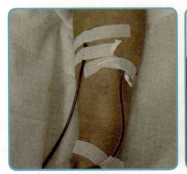

动静脉内瘘

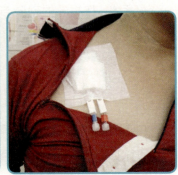

深静脉插管

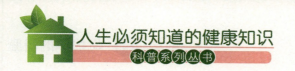

（包括同种异体移植血管内瘘、异种移植血管内瘘及人工血管移植内瘘）。理想的血管通路要求血流量充分、使用方便、快捷、安全、手术成功率高、不浪费血管、能够保证足够的血管穿刺部位、长期通畅率高、不限制患者活动。动静脉内瘘由于使用寿命长，并发症少，使用方便、易于穿刺，是永久性血管通路的最佳选择，对于血管条件差、动静脉内瘘建立困难的患者可考虑行人造血管内瘘或长期静脉插管。

建立血管通路的时机

早期建立永久性血管通路可以降低血液透析的并发症及死亡率。由于自体动静脉的成熟至少需要1个月甚至更长，一般主张8～12月后再使用自体动静脉内瘘。如果过早使用内瘘会导致血流量不良，易于出现皮下血肿、血栓形成。因此，建立自体动静脉内瘘的最佳时机是肌酐清除率小于30毫升/分钟，这时患者一般情况较好，手术耐受性好，术后恢复快。对尿毒症症状明显，支持治疗难以控制或者预计半年内需进行血液透析的患者也可早期建立自体动静脉内瘘。人造血管内瘘可在需要前1个月植入，临时血管通路可在使用前插管。

什么是自体动静脉内瘘

自体动静脉内瘘是血液透析患者首选的血管通路，一般是在患者的手臂上做一个小手术，将相邻的动脉与静脉吻合，使静脉动脉化，便于穿刺并达到足够的血液流速，保证血液透析的顺利进行。

什么时间可以使用动静脉内瘘

由于内瘘静脉在动脉血流及压力影响下发生扩张和肥厚，出现动脉化至少需要4周的时间，因此，建议术后4周再开始使用内瘘，8～12周后使用更为理想。如果术后8周内瘘静脉还没有充分扩张，透析血流量不足，说明内瘘成熟不良，需重建内瘘。

动静脉内瘘使用过程中容易出现哪些问题

（1）血流量不足：血流量不足是内瘘穿刺过程中最常遇到的问题。可以由于穿刺方法不当、穿刺技术不良、血压偏低、内瘘狭窄或堵塞、内瘘本身成熟不良等引起。

（2）血肿：血肿也是内瘘穿刺过程中的常见并发症之一。与穿刺技术不良、压迫方法不当有关。

（3）穿刺针脱出。

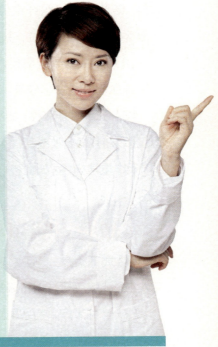

如何护理自体动静脉内瘘

稳定通畅的动静脉内瘘是血透患者进行血液透析治疗的基本保障，只有做好正确的保养，才能最大限度地延长使用寿命。主要需注意以下几点：①内瘘侧肢体不能负重；②睡眠时不要使内瘘侧肢体受压；③内瘘侧肢体保持清洁干燥，不能穿袖口窄、紧的衣服；④内瘘侧肢体不要佩戴手表或首饰等物品；⑤每次透析前用肥皂清洗穿刺部位皮肤；⑥透析前当天不要清洗穿刺部位，以免出现感染。如果内瘘切口局部出现红、肿、热、痛，要及时通知医生，早期处理；⑦要养成早晚检查动静脉内瘘的习惯，将2~3个手指指腹放到内瘘吻合口近心端，感觉血管震颤是否存在，或者用对侧耳朵听血管杂音。如果发现内瘘震颤或杂音减弱或消失，应立即到医院就诊。

血液净化

引起动静脉内瘘堵塞的原因有哪些

内瘘堵塞的原因主要有：①高凝状态：血液处于高凝状态时，血液黏稠度大，容易发生血栓栓塞；②动静脉吻合技术不当使血管内膜粗糙、吻合口狭窄、血管扭曲等；③内瘘使用过早，血流量不足造成吻合口狭窄；④血透结束后针孔处压迫时间过长；⑤低血容量或低血压：多见于透析脱水过多、腹泻或使用降压药物剂量过大；⑥内瘘侧肢体长时间负重引起血管痉挛；⑦使用促红细胞生成素后血液黏稠度过高。

动静脉内瘘出现血栓栓塞如何处理

（1）药物溶栓：如果动静脉内瘘血栓栓塞发现得早（一般在72小时内），可采用药物溶栓，通过注射纤维蛋白溶解酶激活纤溶酶原，从而水解纤维蛋白使血栓溶解。可采用外周静脉溶栓或经皮穿刺吻合口局部溶栓。常用的纤维蛋白溶解酶有尿激酶、链激酶及组织纤维蛋白溶解酶原激活剂，其中尿激酶最为常用，尿激酶用量一般为25万~50万单位，主要并发症是出血。

（2）Fogarty导管取栓术：主要利用Fogarty气囊或水囊导管清除血管内血栓，对新鲜血栓的成功率较高。

（3）手术切开取栓：如果导管法未能取出血栓，可在血栓形成部位做一纵向切口，通过挤压、抽吸或直视下取出血栓。

（4）重建内瘘：如血栓已机化，上述方法失败，需重建内瘘。

动静脉内瘘出现感染如何处理

（1）局部治疗：局部感染时，暂时停止使用内瘘，改用临时性血管通路，以免感染入血。有脓肿形成时应及时切开引流。

（2）全身治疗：使用适当的抗生素，用药前常规做血培养及药物敏感试验，局部感染一般使用抗生素2~4周，合并菌血症者抗生素应使用4周。

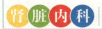

动静脉内瘘出现假性动脉瘤如何处理

如果动脉瘤瘤体较小（直径<3厘米），破裂或血栓形成的发生率不高，一般不需外科手术，可以采用弹力护腕绷带保护，内瘘可继续使用，避免皮肤感染、过敏，避免搔抓、碰伤动脉瘤，禁止在动脉瘤部位穿刺。对动脉瘤瘤体直径>3厘米；出现神经、静脉和周围组织压迫症状；瘤体感染；肢体远端有缺血症状；瘤体壁薄，有可能破裂者可考虑手术治疗。

如何预防动静脉内瘘出现假性动脉瘤：

（1）内瘘使用时间不宜太早：至少4周，最好8~12周以后再使用。

（2）采用阶梯式或纽扣式穿刺方法：每次穿刺更换一个部位，从远心端开始，逐渐向近心端，然后再回到远心端。

（3）采用正确的拔针方法：拔针时动作要快，拔针方向与进针方向一致，避免损伤血管壁。另外等穿刺针完全拔出后再压迫，不要边拔针边压迫，这样容易损伤血管壁，还容易将血管刺入点周围的微血栓留在血管内。

（4）正确使用弹力绷带：局部压迫15分钟后可用胶带固定压迫穿刺点，尽量不使用弹力绷带环扎，加压力度要适宜，以不渗血且能扪及血管搏动或听到血管杂音为宜。

（5）积极控制血压。

动静脉内瘘出现出血的原因有哪些

动静脉内瘘出血的主要原因有：①早使用内瘘；②穿刺方法不当；③穿刺失败；④透析中穿刺针脱出；⑤压迫止血不充分；⑥肝素剂量过大；⑦静脉狭窄；⑧内瘘动脉瘤破裂；⑨局部感染。

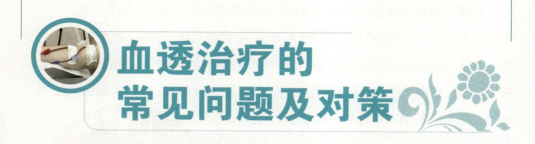

血透治疗的
常见问题及对策

透析脱水过多会出现什么症状，如何处理

如果透析脱水过多，透析结束后患者会感到心悸、出汗、乏力、肌肉抽搐、口渴、咽干、声音嘶哑、皮肤干燥、眼眶凹陷、头晕，严重者会出现低血压，甚至晕厥、休克。

如果在透析过程中出现脱水过多，可立即关闭超滤，回水100～200毫升或给予50%葡萄糖注射液20～40毫升静推，如经过上述处理症状仍不能缓解，可停止透析回血。

透析存水过多会出现哪些症状

如果对透析患者的干体重评估不准确或长期达不到干体重，就会引起患者持续的体内水容量过多，临床上会出现：

（1）夜间胸闷、憋气、阵发性呼吸困难等心衰的表现。

（2）易发生肺部感染。

（3）胃肠道水肿会导致患者食欲减低、恶心、呕吐等。

（4）可出现颜面即双下肢水肿。

（5）严重患者会发生急性左心衰，表现为胸闷、憋气、端坐呼吸、不能平卧，胸片提示肺水肿、心影增大，可合并不同程度的胸腔积液。

血透患者如何控制透析间期体重的增长

　　体重增长过多是影响透析间期病情和血液透析的重要因素，透析患者由于各种原因不能很好地控制体重，严重影响透析质量。透析间期体重增长应控制在干体重的5%以内，为了达到这个目标，透析间期必须严格限盐，盐的摄入应每日控制在6克以内，同时应严格限制水的摄入，尽量少食用面条、粥等含水多的食物，可每日统计体重增长情况，使每日体重增长不超过1千克，并根据体重增长情况调整饮食结构。

血液净化

血液透析过程中的常见并发症及少见并发症有哪些

　　血液透析过程中的常见并发症有：低血压、痉挛、恶心和呕吐、头痛、胸痛、瘙痒、发冷发热。

　　血液透析过程中的少见并发症有失衡综合征、首次使用综合征、心律紊乱、心包填塞、颅内出血、抽搐、溶血和空气栓塞。

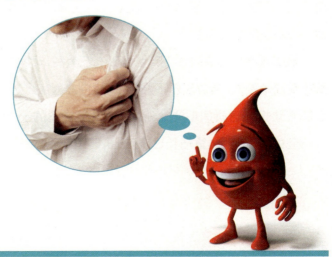

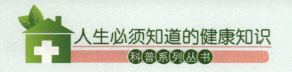
透析过程中出现低血压如何处理，如何预防

发生低血压时患者会感觉心悸、出汗、头晕、耳鸣、视物模糊、恶心、呕吐。这时应立即关闭超滤、从静脉管道快速注射0.9%的生理盐水100~200毫升或注射50%葡萄糖20~40毫升，患者采取头低仰卧位，吸氧均可改善心脏功能，如经过上述处理低血压无改善，应立即回血。

可采取以下措施预防低血压的发生：①控制透析间期体重增长；②干体重不宜设置过低；③采用低温透析：可将透析机温度设置为35~36℃；④采用高钠透析：将处方钠调整为145~150毫摩尔/升；⑤透析前停服降压药。

透析过程中为什么会发生血压升高，如何处理

血透患者的高血压往往出现在透析的中后期，患者自诉有头痛头胀，有时甚至难以忍受。可能与患者体内液量超负荷、心搏出量增加、肾素活性增加、交感神经活性升高以及抗高血压药物经透析清除等因素有关。降血压药物中血管紧张素转换酶抑制剂如洛汀新、β－受体阻滞剂如倍他乐克、血管扩张剂如硝普钠等可经血透清除，而钙拮抗剂如洛活喜、心痛定、α－受体阻滞剂如哌唑嗪等药，主要在肝脏代谢，不从透析液中清除。

血压过高时患者可舌下反复含服卡托普利、心痛定等药，严重者可静脉滴注酚妥拉明或硝普钠；若血压仍不能控制时，应立即终止透析。为预防透析中的高血压，必须有效控制透析间期的血压，包括设定合适的干体重，限制饮食饮水和盐的摄入；避免透析间期体重增长过多；透析时延长透析时间或增加透析频度等。

透析患者如何运用降压药物

据研究报道血液透析开始后65%的非糖尿病患者和87%的糖尿病患者血压不

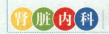
能满意控制。而高血压是心、脑血管并发症最独立的危险因素，与透析患者的长期存活率及生活质量密切相关。因此，对于长期血液透析的患者如何选择好降压药物，有效地控制好血压是一个非常重要环节。

研究资料表明，20%～30%的患者在采用饮食控制和透析治疗达到干体重后，仍需降压药控制血压。对少尿或无尿的尿毒症高血压患者，除了利尿剂以外，其他各类降压药都可以选用，但需注意根据药物代谢途径和肾功能以及是否可以通过透析清除调节剂量。透析日最好在透析结束后服用降压药以防透析中低血压的发生。多主张首选血管紧张素转换酶抑制剂、血管紧张素II受体拮抗剂和钙通道阻滞剂，或加用β受体阻滞剂，后者在肾衰时半衰期明显延长，由于其干扰对低血糖反应的观察，糖尿病肾衰患者需用胰岛素者，最好不用。另外，约有3%～5%的患者发展为难治性高血压，对这类患者还需考虑到患者对饮食控制及服药的依赖性以及降压药的剂量、给药时间和药物间相互作用。

血液净化

透析患者为什么会出现贫血

透析患者因以下原因会出现贫血：①肾脏产生促红细胞生成素减少；②血中尿毒症毒素对骨髓红系增生的抑制；③红细胞寿命缩短；④由于长期摄入不足使造血原料如蛋白质、维生素及铁缺乏；⑤出血：鼻钮，牙龈出血，皮肤黏膜出血，黑便等；⑥血液透析患者在血透析过程中失血以及频繁抽血化验检查。

如何治疗透析患者的贫血

由于肾脏疾病本身的因素、透析时对血液的损耗均可导致贫血的发生，严重贫血又可影响透析患者的生存，因此，透析患者平时应加强营养，充分透析，应用促红细胞生成素或使用铁剂、叶酸等红细胞合成必须的原料改善贫血。

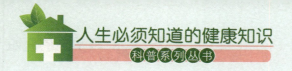
目前常用的促红细胞生成素有哪些

目前市场上有不同公司生产的促红细胞生成素，均为注射剂，进口的促红细胞生成素有利血宝3000U/支，生血素2000U/支；国产的促红细胞生成素品种较多，常用的有益比奥（10000U/支、2000U/支）、济脉欣（3000U/支、4000U/支）、环尔博（3000U/支）。进口的和国产的相比，疗效差不多，可能在副作用方面稍稍有所不同，但是价格却相差好几倍，在选择上要多咨询专科医生。

不管是哪种促红细胞生成素，在室温下都很不稳定，必须保存在4摄氏度的冰箱中。

透析患者如何选择不同剂量的促红细胞生成素

如贫血程度较重，如血红蛋白低于90克/升，可选用剂量较大的促红细胞生成素如益比奥（10000U/支），这样血红蛋白可在短期内迅速提升，但也应注意由于血红蛋白上升过快引起的高血压、血液黏稠度增加、血钾升高等副作用。

如何调整促红细胞生成素的用量

促红细胞生成素治疗后每月血红蛋白上升小于10克/升或（和）红细胞压积上升小于2%时，促红细胞生成素剂量应上调50%；反之，如果血红蛋白上升>25

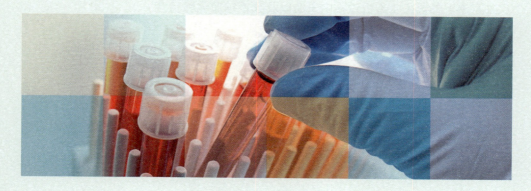

克/升或（和）红细胞压积上升大于8%时，则剂量应下调25%～50%。促红细胞生成素的维持剂量通常为初始剂量的2/3～3/4。促红细胞生成素皮下注射既可减少用量，又可延长有效时间，且效果与静脉给药无明显差别，因此，应尽量选择皮下注射给药。

纠正肾性贫血需要常规补铁吗，补铁需要监测哪些指标

铁是造血的必须原料之一，在开始使用促红细胞生成素时，一定要有充足的铁储备。血清铁蛋白应该大于100纳克/毫升，转铁蛋白饱和度应大于20%。促红细胞生成素一旦起效，储存铁就会迅速消耗，因此，需要密切监测铁蛋白的水平，按需要进一步补充铁剂，铁的缺乏是造成促红细胞生成素疗效低的主要原因。

此外，补铁的同时应注意每月监测血清铁蛋白和转铁蛋白饱和度，来评估体内铁的储存和利用状况。血清铁蛋白可以反映体内铁的储备，而转铁蛋白饱和度则反映体内铁的利用度。血透患者血清铁蛋白应大于100纳克/毫升，转铁蛋白饱和度应大于20%才能达到并保持血红蛋白稳定在110～120克/升，红细胞压积稳定在33%～36%。

常用的铁剂有哪些，如何使用

目前临床上常用的铁剂有口服和静脉用铁，口服铁方便经济，但疗效欠佳，而且便秘、食欲不振、胀气或腹泻等不良反应多见，胃肠道反应严重时甚至影响患者的营养状态，常用的有福乃得、速立菲、多糖铁复合物等。

静脉铁剂生物利用度好，临床效果确切，但价格昂贵。静脉铁除可以诱发严重的过敏反应，还可能增加感染的机会，促进血管脏器的氧化反应而加速动脉粥样硬化等。常用的静脉铁剂有3种：右旋糖酐铁、葡糖糖酸亚铁和蔗糖铁，目前广泛用于临床的是蔗糖铁。

什么是肾性骨病，肾性骨病的原因有哪些

　　肾性骨病又称肾性骨营养不良，是慢性肾衰时由于钙、磷及维生素D代谢障碍，继发甲状旁腺机能亢进，酸碱平衡紊乱等因素而引起的骨病。多见于儿童患者、先天性肾畸形以及进展缓慢的肾疾病患者。其发病机理与下列因素有关：

　　（1）钙磷代谢障碍：肾衰早期血磷滤出即有障碍，尿磷排出量减少，血磷潴留，血钙减少，两者均引起甲状旁腺增生，甲状旁腺激素分泌增加。甲状旁腺激素作用于骨骼，释出Ca^{2+}以恢复血钙水平。当肾衰进一步发展，代偿机能失效，高血磷、低血钙持续存在，甲状旁腺激素亦大量分泌，继续动员骨钙释放，如此恶性循环，最后导致纤维性骨炎。

　　（2）维生素D代谢障碍：肾衰时，皮质肾小管细胞内磷明显增加，并有严重抑制$1,25(OH)_2D_3$合成的作用。$1,25(OH)_2D_3$具有促进骨盐沉着及肠钙吸收作用，当它合成减少时，加上持续性低钙血症以及腹膜透析患者与蛋白结合的维生素D丢失等均可导致骨盐沉着障碍而引起骨软化症，同时肠钙吸收减少，血钙降低，则继发甲状旁腺机能亢进而引起纤维性骨炎。

　　（3）甲状旁腺机能亢进：肾衰早期即有甲状旁腺增生与血PTH增高，其程度与肾衰严重程度一致。继发性甲状旁腺机能亢进，除引起前述骨病外，还引起一系列骨外病变。

　　（4）铝中毒：铝在骨前质和矿化骨之间沉积，并与骨胶原蛋白形成交联组合，损害了骨重建的感应效能，使破骨细胞和成骨细胞数目减少，酸性磷酸酶和碱性磷酸酶活性降低，骨的形成和矿化均受抑制。

　　（5）代谢性酸中毒：酸中毒时，可能影响骨盐溶解，酸中毒也干扰$1,25(OH)_2D_3$的合成、肠钙的吸收和使骨对甲状旁腺激素的抵抗。

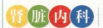

如何治疗肾性骨病

肾性骨病治疗的主要治疗措施为纠正钙、磷代谢紊乱，防治甲状旁腺功能亢进，预防和逆转骨外钙的沉积。其主要治疗措施包括：

（1）控制血清磷酸盐：低磷饮食，不吃含磷多的食物如动物内脏、肉松、黄豆等，血透患者应常规服用碳酸钙等磷结合剂。充分透析，也能增加体内磷的排出。

（2）保持正常血钙含量：口服大剂量钙剂可通过肠黏膜提高钙的被动转运。碳酸钙含元素钙为40%，乳酸钙为12%，葡萄糖酸钙为9%。由于碳酸钙含钙比例高，价格便宜，无味，且为碱性，可中和酸性物质，纠正酸中毒，故为透析患者的首选含钙药物。

（3）活性维生素D_3的应用：对透析患者，无骨病症状时，可预防性口服活性维生素D_3制剂如罗钙全、阿法$D_3$0.25～0.5微克/日，用药一年以上可以改善纤维囊性骨炎，降低血清甲状旁腺素水平，抑制甲状旁腺功能亢进。对有明显骨病症状的透析患者采用大剂量的活性维生素D_3制剂可取得显著疗效。当存在高磷酸盐血症时，不宜使血钙过高，因为钙和磷乘积如大于70，有发生转移性钙化的危险，而且活性维生素D_3制剂亦促进肠道磷的吸收，加重高磷血症，此时应先餐中服用碳酸钙以降低血磷。

（4）对血清钙和磷乘积大于70而不能控制的高磷血症、血清碱性磷酸酶和甲状旁腺激素增高及因之产生的高钙血症可考虑行甲状旁腺部分或全切手术。

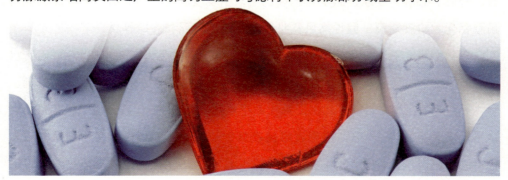

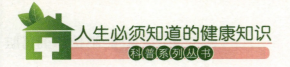

如何治疗高磷血症

如果发现血磷升高,尽管没有临床症状,也应该听从医生的治疗建议,做到早期防治,防治措施有:

(1)限制饮食中磷的摄入。每天磷的摄入量建议为800~1000毫克,单纯依靠饮食限磷往往是达不到效果的,而限制太过会引起蛋白质摄入量不足,长期会导致营养不良,所以必须配合其他方法。

(2)有条件可以服用尿毒症患者的专用奶粉。该产品中含磷和钾都比较低,适合血液透析患者服用,效果也不错,患者可以根据自己的经济条件而定。

(3)透析充分。透析不充分也会影响到磷的清除,所以必须确保透析充分。

(4)即使严格按照上述方法去做,有时血磷仍难以控制,就必须用药物来干预了,通常选择使用磷结合剂。

什么是甲状旁腺功能亢进症,如何治疗

甲状旁腺功能亢进指的是在慢性肾功能不全的情况下,甲状旁腺长期受到低血钙、高血磷的刺激而分泌过量的甲状旁腺激素,以提高血钙、降低血磷的一种慢性代偿性临床综合征,是引发肾性骨病的重要因素,轻者症状不明显,严重者表现为肌无力、关节不适及骨痛,特别以持续性骨痛为主要表现,软组织(血管、心脏、心包、皮肤、眼)可出现钙化,引发皮肤坏死和坏疽、关节痛、巩膜角膜钙化、肌腱断裂、假性痛风及股骨头无菌性坏死和瘙痒等。

多数甲旁亢对药物治疗有效,症状能够缓解。部分患者(5%~10%)可因症状明显或代谢并发症而需要手术治疗。甲旁亢的治疗应该尽量达到如下目标:①血钙、磷水平维持在正常的水平;②保证骨代谢尽可能接近正常;③维持血甲状旁腺激素水平在安全范围内,一般血透患者维持在150~300皮克/毫升,避免甲状旁腺激素水平过高或过低;④防止发生甲状旁腺组织增生,如果增生明显,对药物治疗不敏

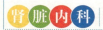

感，就得考虑手术治疗。

甲状旁腺功能亢进的治疗方法主要包括

（1）血磷一旦升高，尽早给予降磷治疗，这是最基本而且最重要的。

（2）合理使用维生素D：甲状旁腺功能亢进发生的关键是肾衰竭时肾脏不能合成1，25(OH)$_2$D$_3$，治疗中需应用此药。目前常用制剂有两种：①钙三醇，即生理代谢物；②阿法骨化醇，即人工合成类似物。二者的作用是相同的，能够减少甲状旁腺激素的合成，减低甲状旁腺细胞的生长速度；另外还有增加肠道钙磷吸收的作用，会引起一些不良反应，如高钙、高磷血症等。治疗中要配合医生定期化验血钙、血磷以及甲状旁腺激素水平，及时调整用药方案，剂量应个体化，避免发生不良后果。

（3）钙敏感受体促进剂：一种新型活性维生素D制剂，效果与1，25(OH)$_2$D$_3$相似，但没有1，25(OH)$_2$D$_3$高钙血症和高磷血症等并发症，既可以抑制甲状旁腺激素过度分泌，又能避免低转运性骨病的发生。

（4）选择适当的透析液钙浓度，防止高钙血症。

（5）晚期难治性甲旁亢患者可以考虑手术治疗。

什么情况下
选择手术切除治疗甲状旁腺功能亢进症

经过大剂量活性维生素D制剂的治疗，仍然不能改善甲状旁腺功能亢进，则提示甲状旁腺增生且难以被控制，需要进行手术切除。如出现以下情况，可以考虑手术治疗：

（1）已经给予了药物治疗，但是骨病的症状仍然在进展，如骨痛、骨折等。

（2）有持续的高钙血症，但需要排除铝中毒的因素。

（3）甲状旁腺激素增高并发严重的瘙痒。

血液净化

（4）虽然努力控制血磷，但是仍有持续而严重的药物治疗无效的软组织钙化。

（5）甲状旁腺激素增高伴有自发性、播散性皮肤坏死。

（6）出现废用性关节炎、关节周围炎及自发性肌腱断裂。

铝中毒有哪些临床表现，如何治疗

铝中毒的症状缺乏特异性，主要是影响神经、血液和骨骼系统，其症状出现无先后顺序，临床表现为：

（1）神经系统综合征：是最剧烈和最严重的表现，目前少见，常见的有语言障碍、运动障碍、精神异常。

（2）铝相关骨病：表现为骨痛，多从脊柱开始，扩展至肋骨和骨盆，常为全身性疼痛，逐步加重；非创伤性骨折，近端肌无力，最后长期卧床。

（3）铝相关性贫血：特点是典型的小细胞性贫血，血清铁蛋白含量正常；补充铁剂、叶酸、维生素B_{12}等无效；用促红素治疗后反应不好，因而铝中毒可能是血透患者对促红素抵抗的重要原因之一。

（4）部分患者可能有内脏转移性钙化。

铝中毒的治疗措施有

（1）减少铝的摄入，停止含铝的磷结合剂的使用：可以通过使用含钙的磷结合剂，使用大面积透析器，延长透析时间等方法增加磷的清除。

（2）如出现高钙血症，可以使用非钙非铝的磷结合剂，同时使用低钙结合剂会有好处。

（3）应用药物去铁胺治疗。去铁胺是一种螯合剂，可以选择性的和铝形成铝胺复合物，通过血液灌注、血液滤过或透析的方式排出体外，而对铁的影响不大。去铁胺的治疗会出现一些不良反应，需要从小剂量开始，一定要有专科医生的指导。

透析患者会出现营养不良吗，如何防治

　　营养不良主要是由于蛋白质及热量摄入不足造成的，尽管患者进入透析后鼓励高蛋白饮食，但是受多种因素的影响，往往达不到预计的要求，透析患者营养不良是比较常见的问题，其发生率很高。

引起透析患者营养不良的因素有

　　（1）厌食：透析不充分、食物味道差或是限制饮食、便秘、药物的副作用也可以引起厌食，使营养的摄入减少。

　　（2）治疗药物的干扰：比如服用铁剂会引发胃肠道反应，磷结合剂可引发便秘等，另外，感染时应用抗生素等均会影响食欲。

　　（3）血透的副作用：心血管不稳定、恶心、呕吐，透析后疲倦也会造成营养摄入的不足；透析虽然清除了毒素，但是也丢失了许多对身体有用的营养成分，每透析一次大概失去6～8克氨基酸；另外，患者反复的感染、酸中毒会引发蛋白质分解代谢增加。

如何防治血透引发的营养不良

　　（1）营养不良是多种因素引发的，应该积极寻找可逆因素，培养良好的生活习惯，有助于改善营养不良。

　　（2）要保证充分透析，有助于改善饮食。

　　（3）尽量达到患者的营养需求，和健康的人饮食指南一样，透析患者50%能量由碳水化合物和富含纤维的食物提供，30%～50%由脂肪供应。血透患者每日营养应达到下列要求：能量为每千克体重30～35千卡；蛋白质为每千克体重1.0～1.2克；钠为1800～2300毫克，钾为1200～1600毫克、磷＜1000毫克；水分为500毫升加上前一天尿量。

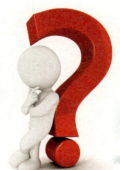

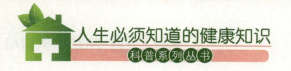
透析患者为什么会出现皮肤瘙痒, 如何防治

皮肤瘙痒是血透患者的常见问题, 其中部分患者呈令人心烦的瘙痒, 瘙痒可位于局部也可以位于全身, 可轻可重, 常在夜间发作, 皮肤干燥或偶有鳞屑。瘙痒是一种主观感觉, 很大程度上受患者心理的影响, 其原因是多方面的:

(1) 高钙血症, 特别是伴有高磷血症时, 易引发皮肤钙化并刺激局部肥大细胞, 造成组胺释放, 引发瘙痒。

(2) 一些未明确的尿毒症毒素的作用, 经过充分透析症状可以缓解。

(3) 对部分透析产品有不同程度的过敏。

(4) 与透析后皮肤干燥有关。

血透患者的皮肤瘙痒可通过以下措施防治

(1) 确保充分透析, 如瘙痒持续加重, 可以选择清除中分子效果较好的透析方式如血液滤过及血液灌流。

(2) 维持血钙、血磷在正常的范围。

(3) 瘙痒伴有严重的甲状旁腺功能亢进者, 可行甲状旁腺部分或全切手术治疗。

(4) 应用抗组胺药物, 如苯海拉明、赛庚啶等。

(5) 皮肤干燥者可予以保湿乳液。

(6) 如瘙痒出现于透析中, 可以考虑更换肝素钠制剂、改变透析膜类型或是消毒方式。

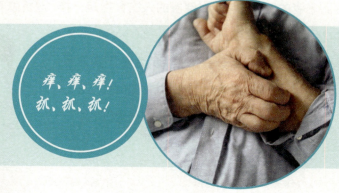

痒、痒、痒!
抓、抓、抓!

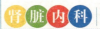
什么叫不安腿综合征，如何防治

不安腿综合征是透析患者合并的周围神经病变之一，患者常常主诉腿部有难以形容的不适感，夜间突出，于静止时加剧，反复摆动肢体或行走后可稍微减轻不适感。可影响患者及其伴侣的睡眠，引发抑郁。大概一半以上的患者会出现轻重不等的不安腿综合征，影响患者的生活质量。

不安腿综合征的发病原因目前不是很清楚，可能有很多因素参与，以下方式有助于缓解症状：①充分透析：可延长透析时间、增加透析次数、增加血液滤过或血液灌流等治疗方式改善对中分子物质的清除。②因为贫血和缺铁可使症状加重，所以，要确保贫血和缺铁得到有效的治疗。③可小剂量应用安定类镇静催眠药，这种药物仅能帮助患者入睡而并不能缓解症状。④近期有报告应用更新的抗帕金森药物有效，如培高力特或普拉克索等，小剂量应用副反应少。

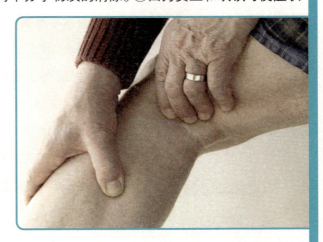

血液净化

血液透析患者可以怀孕吗

女性血透患者由于雌激素水平下降及缺乏黄体生成素的分泌，使排卵周期停止引发不育。然而有个别患者可能出现偶然的排卵和怀孕，尤其是在透析充分且营养状况良好的患者中，透析患者妊娠的成功率大约为20%，孕妇的危险性高而且胎儿预后较差，多数会引发早产。因此，建议不想怀孕的妇女应进行避孕。

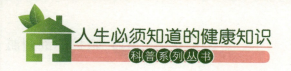

男性血液透析患者为什么会出现乳房肥大

在透析室经常会碰到这样的情况，有的男性患者很不好意思或非常惊恐地问医生，自己的乳房为什么变大了，而且有时候还能挤出液体来？很担心自己是否得了肿瘤或是什么怪病。患者如果出现这种情况，不必惊慌，这就是书上讲的乳房肥大

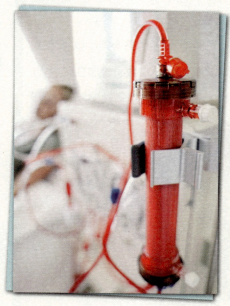

和泌乳。由于肾脏与内分泌代谢关系十分密切，肾功能衰竭时，促性腺激素分泌过高，增加了睾丸雌激素的生成，使雄激素/雌激素比值减少；另外，尿毒症患者还可以出现催乳素水平增高。这些均会引发男性乳房发育和泌乳。临床上常表现为一侧或是双侧乳头下硬结，甚至明显肿大，肿大的程度不一，伴或不伴疼痛，一般不会影响正常生活，也没有特别的治疗方式。可以选择一些中药治疗。如果出现异常的肿大或是疼痛，应该及时和医生沟通，检查是否合并了其他疾病。

血液透析患者能做手术吗

长期依赖血透的患者，可并发多器官疾病，常需手术治疗，比如并发胆结石、急性阑尾炎、痔疮、肿瘤等，如果不及时手术，可能会加重或是延误病情，甚至威胁生命。那么，透析患者能做手术吗？当然可以，只不过透析患者情况特殊，手术风险相对较大，常常需要多科密切合作，需家属理解。需要手术的患者，尽量把手术的风险降到最低，确保手术成功，应注意以下几点：

（1）术前和医生详细沟通，了解手术必要性，有什么风险、如何避免等，应注意缓解患者的紧张、焦虑情绪等。

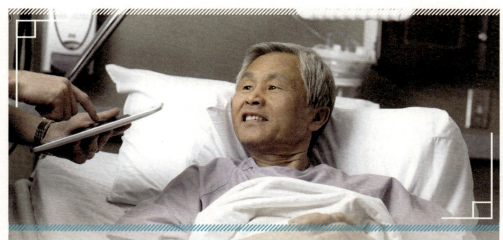

（2）手术前需充分透析以保证良好的营养状态，减少感染、伤口愈合不良和出血的风险，一般情况下，尽量选择手术前1日透析，避免当日透析，如为紧急手术，应术前进行无肝素透析。

（3）术前进行必要的血液生化检查，包括血红蛋白、电解质、肝肾功能和凝血功能，如果有异常，医生会考虑及时采取治疗措施。

（4）血液透析对麻醉药物的使用有许多影响，应进行选择并注意调整剂量。

（5）术中、术后注意出入量平衡，在保证生理需要的情况下尽量控制液体入量。

（6）术后密切观察临床症状，手术当日尽量不透析，如果术后补液过多导致高血压、肺水肿、急性左心功能衰竭等需要紧急透析，这时需要采用无肝素透析。

（7）术后1周左右需要做无肝素钠透析，患者往往会透析不充分，存在体液过多，需要每日透析或是行连续性肾脏替代治疗。

（8）术后患者卧床，常常食欲不佳，干体重会迅速下降，应注意下调干体重，并根据出入量确定脱水量。

（9）术后注意营养治疗、避免感染。

（10）由于部分抗生素不能经血液透析清除或透析能被清除，应注意调整用药剂量以及间隔时间。

血液透析患者用药应注意哪些问题

　　大多数药物都经过肾脏排泄，当肾功能发生衰竭时，经肾脏排泄的药物在体内淤积，半衰期延长，容易引起毒性作用，所以，肾衰的患者用药应该十分谨慎，需要调整用药剂量以及时间，一般而言，调整药物的方式有：

　　(1)药物剂量不变，延长用药间隔时间。

　　(2)药物剂量减少，用药间隔时间不变。

　　(3)药物剂量和时间间隔都改变。对于血透患者来说，用药更为复杂，因为透析者本身存在免疫缺陷、抵抗力差，所以药物种类多、药物之间有相互作用，透析方式及透析器不同对药物清除也不一样，所以，对透析患者来说，不应盲目的减少药物剂量，避免造成治疗不充分，拖延治疗时间，为了避免药物治疗不足的潜在问题，一般建议，在透析后予以药物，如果是静脉给药应该是在透析结束时给药。

　　总之，透析患者的用药十分复杂，应特别谨慎，尤其对于老年危重患者的用药，如果药物不足，会导致治疗不充分，如果用药过量，会引发多种不良反应，包括肝功能损害、神经系统毒性等等，一定要在专科医生的指导下进行调整。

血液透析患者应规律进行哪些实验室检查

　　维持性血透患者有必要定期进行一些化验检查，一般每月检查一次，有的项目可以2~3月检测一次，血液化验应在透析前取血，主要包括以下内容：

　　(1)血常规：血红蛋白目标值为110~120克/升，如不达标，应该调整促红细胞生成素的用量，检查有无缺铁或是失血的情况。

　　(2)肾功能：包括尿素氮、肌酐、二氧化碳结和力。

　　(3)钙和磷：钙和磷的化验非常重要，钙磷紊乱会引起很多不良反应，血钙磷水平会随着活性维生素D、磷结合剂的应用而有所变化，应不断调整用药方案。高血钙的患者应使用低钙透析液，高血磷患者应低磷饮食，并服用磷结合剂，严重的甲状旁腺功能亢进需要活性维生素D冲击治疗的患者，需要两周化验一次钙和磷。

（4）甲状旁腺激素：维持血液透析患者血甲状旁腺激素水平应维持在150~300皮克/毫升，常规口服活性维生素D治疗的患者可在2~3个月内化验一次甲状旁腺激素，但是活性维生素D冲击治疗的患者必须每月化验一次，根据结果及时调整用药剂量。

（5）血清白蛋白：是营养的一个指标，常和患者预后密切相关，一般3个月检查一次。

（6）血脂：心血管合并症是威胁透析患者生命的重要因素，应重视透析患者的高血脂，积极加以防治，常规3个月应检测一次，正在降脂治疗的患者，应每月监测。

（7）C反应蛋白：是一种炎性蛋白，它可以反应体内的慢性炎症状态，和心血管疾病的发病以及患者的预后相关。

（8）铁蛋白、转铁蛋白饱和度：在开始促红细胞生成素治疗的患者，应评估铁的储备和利用，应化验这两项指标，如果促红细胞生成素疗效好，血红蛋白达到目标值，不必常规化验，一旦出现血红蛋白下降，应及时化验铁蛋白、转铁蛋白饱和度。

（9）肝功能检查：透析患者免疫力低下、常服用很多药物，会影响肝脏功能，常规应3个月检查一次。

（10）病毒学检查：常规透析患者至少半年化验一次，对一些高危患者比如近期输过血或与肝炎患者有密切接触者应3个月检测一次。

（11）其他：如心电图、胸片、腹部超声、心脏超声也应每3月检测一次。

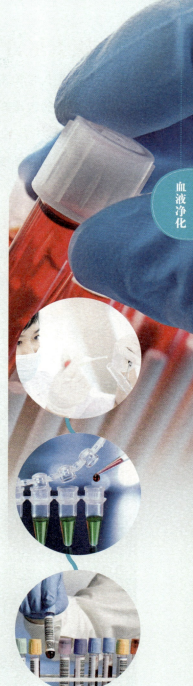

血液净化

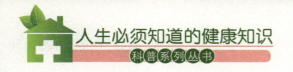

左旋卡尼汀适用于哪些透析患者

左旋卡尼汀是肉毒碱的商品名，肉毒碱是三羧酸循环的中间代谢产物，研究表明血液透析时肉毒碱被清除，血透患者肉毒碱严重缺乏，可引起低血压、心肌病变、疲乏、肌无力等，因此，对部分年老体弱、透析过程中或透析结束后频繁出现低血压、肌无力、下肢抽搐的患者可补充左旋卡尼汀。

血液透析患者能否进行体育活动及体育锻炼

对于长期血透的患者，我们提倡适当的户外运动。如伸展运动、做操、散步、打太极拳等自身状况好的患者还可以根据自己的爱好，做些有氧运动如游泳、打羽毛球、骑自行车等。

有些患者病后一直卧床，情况好转后仍不运动，长久会造成肌肉逐渐萎缩失去弹性，再想运动时肢体软弱无力非常困难，适当的不过劳的运动，可以减少骨钙流失，防止肌肉萎缩，使骨骼肌肉强健起来，增强力量和灵活性，给患者的生活带来活力；有氧运动还可以改善睡眠，缓解紧张情绪，减轻焦虑防止抑郁放松心情；运动

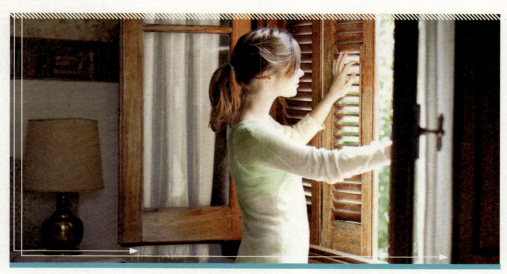

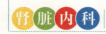

可以提高机体免疫系统的功能，增加机体抵抗疾病的能力；适当的运动有助于控制血压和血糖，增加健康的感觉；另外，保持一个健康的体重会减少心脏病的危险。

在进行锻炼计划前一定要和医生沟通，根据自己的喜好，从小强度开始，逐渐增加运动量，可以尝试行走、骑自行车或进行园艺活动，为了激励自己，试着与朋友、家人一起锻炼，或参加一个运动班。

血液透析患者
如何选择最佳的肾移植手术时机

肾移植是将他人的肾脏通过手术植入尿毒症透析患者的体内，使其完全地替代肾脏功能。肾移植是尿毒症患者肾脏替代疗法中疗效较好的治疗方法，但应当在透析患者中做好各种筛查和准备，合理应用肾脏供体，并加强法制化管理。

到底什么时间换肾合适呢？这是透析患者和家属最想知道而且是感到最困惑的问题。肾移植的时机确实因人而异，因为它毕竟是个较大的手术，费用也相对较高，往往取决于患者的经济状况和家属的支持，但最重要的是患者的身体状况，一般而言，建议患者透析3月至半年后，一般情况改善、全身状况稳定做肾移植比较合适，当然，移植前一定要透析充分、控制好血压、纠正贫血（血红蛋白保持在110克/升以上），这样才能把肾移植的风险降到最低。

（本章编者：张承英）

血液净化

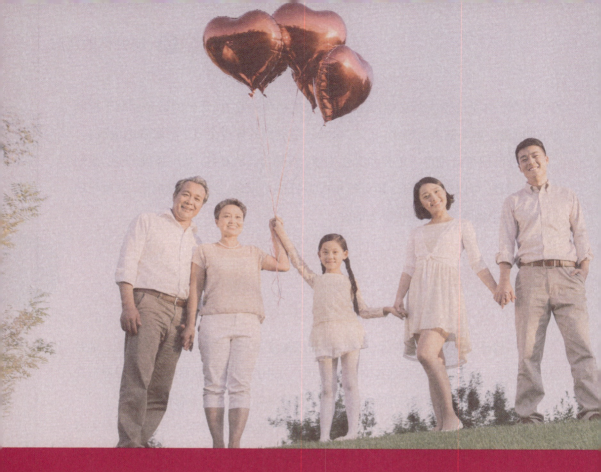

SHENZANGBING DE YUFANG HE BAOJIAN

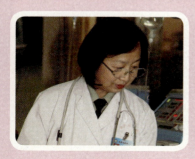

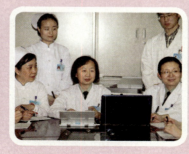

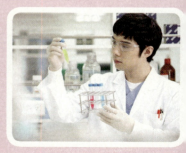

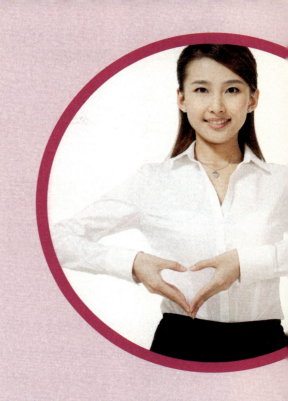

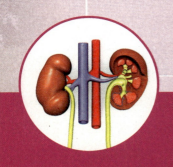

肾脏病的
预防和保健

养成良好的生活习惯

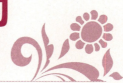

（1）防止感冒：感冒属全身性疾病，能使免疫功能下降，常继发感染。据报道，因感冒而使近40%的慢性肾炎症状加重，而慢性肾炎是慢性肾功能衰竭第一位原发性疾病。故在日常生活中应十分重视预防感冒。若感冒去了又来，或是感冒后出现高血压、水肿、解小便有泡沫，最好找到肾脏科医生做筛检。

（2）冬天做好保暖：调查发现，在冬天肾功能恶化患者远超过其他季节，因为低温使血管收缩，血压窜升，小便量减少，血液凝结力变强，容易让肾脏出状况。

（3）养成适度运动习惯：注意劳逸结合研究表明，人劳累后（包括性生活不节引起的劳累）体内代谢产物增多，增加肾脏功能负荷，对肾脏病患者是不利的，可使病情加重。故避免过劳，适当休息有利于肾脏功能康复。

（4）注意饮食：调整饮食助营养，慢性肾病患者一般都伴有营养不良，因而在饮食上应调整好，以鸡蛋、牛奶、瘦肉、新鲜蔬菜等食物为宜，并避免吃"发物"的食物，如狗肉、虾、螃蟹等，同时应禁烟禁酒。吃太多蛋白质和盐，会加重肾脏负担。血浆蛋白低而无氮质血症时应限制蛋白质摄入量，每日40克以下，供给富含必需氨基酸的优质蛋白，总热量应在每千克体重0.146千焦左右，饮食中注意补充营养及维生素，水果及蔬菜不限量。慢性肾炎急性发作、水肿或高血压者应限制食盐入量，每日以2~4克为宜，高度水肿者应控制在每日2克以下，各种咸菜均应禁食，待水肿消退后钠盐量再逐步增加。除有显著水肿外，饮水量不应受到限制。不喝成分不明的

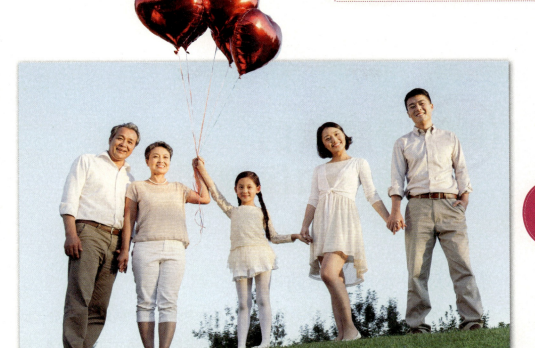

井水或河水，以免铅、镉、等重金属太高而损害肾脏。运动饮料含有额外的电解质与盐，有肾病的人需小心这类饮料。

（5）适量饮水不憋尿：尿液潴留在膀胱，就如同下水道阻塞后容易繁殖细菌一样，细菌会经由输尿管感染肾脏。

（6）不乱吃药：有些药物（包括某种中药）对肾脏有毒性作用，而慢性肾功能衰竭患者中，有一部分病例是与肾毒性药物有关。故患者不能自己随意服用消炎、镇痛药，许多市售的止痛药、感冒药和中草药都有肾脏毒性，如庆大霉素一类抗生素，含钾、汞的药物及中药的苍耳子、雷公藤、草屋等过寒过热的中药。不要不经医生处方乱吃，对医生处方的抗生素、止痛药也应知其副作用有哪些，以便出现问题及时发现、及时就医。已有肾病的患者禁用肾毒性药物，西药如链霉素、卡那霉素、中药如土牛腾、巴豆、望江南子、棉花籽等。

（7）反复发作的扁桃腺炎务必根治：否则容易导致肾炎。

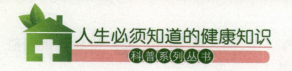

肾脏病的
预防和保健

肾小球肾炎可以预防吗

　　原发性肾小球肾炎发病机制多为免疫异常，其本身是无法预防的，因为进一步的病因尚不明确，所以没有根本的预防措施，但是有些肾炎存在一些诱发因素，如上呼吸道感染、肠道感染或皮肤感染等，可引发急性肾小球肾炎、急进性肾小球肾炎、肾病综合征、慢性肾炎急性发作，所以有肾病史的患者尤其应当预防感冒、腹泻、如果反复发作扁桃体炎，患者可将扁桃体切除，部分患者有可能会减轻肾炎的症状或体征。

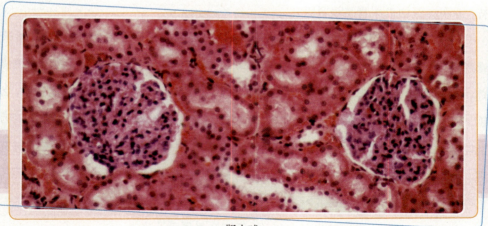

肾小球

如何预防泌尿系感染呢

泌尿系感染一般是会阴部的细菌通过尿道上行感染所致，女性多见，这是由于女性尿道较短的缘故，所以女性应该采取多饮水、多排尿、少憋尿、锻炼身体增加抵抗力、注意局部清洁卫生、性生活后马上排尿等措施来避免泌尿系感染的发生。如果一个人反复发作泌尿系感染，排除上述因素后，应当进行系统的尿路检查以确定有没有一些病理生理状况的存在，如：老年人、长期卧床、糖尿病患者、绝经后妇女、尿路结石、尿路畸形、神经性膀胱、膀胱-输尿管反流、尿路器械检查（膀胱镜等）、导尿等，根据不同疾病和情况采取不同的措施，如：老年人适当锻炼身体、卧床患者可进行被动锻炼、糖尿病患者控制血糖、绝经后妇女可给予激素替代、患泌尿系疾病的及时就医、减少器械损伤等。

肾脏病的预防和保健

间质性肾炎如何预防呢

间质性肾炎多为药物的毒副作用所致，有时可表现为急性肾衰，有时也可表现不很明显，但发现时已经进入慢性肾衰阶段，而最终发展成为尿毒症，所以一定要注意不能乱用、滥用药物，抗生素、非甾体抗炎药（镇痛药、退烧药等）、造影剂、某些中药（如含马兜铃酸的中药等）都可以造成肾间质损害，使用这些药物时一定要按照医嘱进行，出现不良反应应尽快就医。我们一定要改正"中药无毒"的错误概念，不可以随意乱用所谓的"去炎药、解毒药、去湿药"等，更要慎用一些所谓的"减肥中药"，因为有很多中药属于"大毒"范围的。

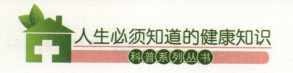

慢性肾衰如何延缓肾功能损伤进展呢

营养治疗

（1）限制饮食中蛋白质的数量：很多人会认为蛋白质是高级营养物质，特别是肾病时会有不同程度的丢失，所以很多人会过多地使用高蛋白物质。这是错误的。因为过多的蛋白质加重肾脏的工作负担，进一步损害肾小球，加重病情。但不可严格不吃蛋白质，这样有可能导致营养不良，后者对肾功能也有不利的作用。因此，在保持低蛋白质饮食时就要进食高生物价的蛋白，主要是动物来源的蛋白食品，如肉、蛋、奶等。根据肾功能情况，蛋白质的摄入量为0.6~1.0克/（千克·天），例如，一个60千克体重的尿毒症前期患者，饮食中蛋白质的量应为每日36克。

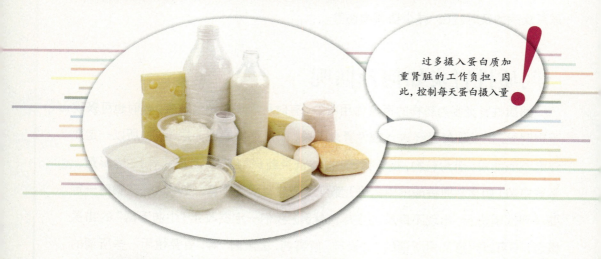

过多摄入蛋白质加重肾脏的工作负担，因此，控制每天蛋白摄入量

（2）低蛋白饮食治疗的前提是足量的热量摄入：否则，饮食中的蛋白质仍然会被分解，不利于肾功能的维持。糖类是热量最主要的来源，如：甜薯、芋头、马铃薯、苹果、马蹄粉、莲藕粉、淀粉类食品和食物油。对于糖尿病患者也是如此，只要适当调整降糖治疗方案，血糖是很容易控制的。使用α酮酸制剂，一方面可以防治营养不良，另一方面可以利用体内部分尿素和含氮的代谢废物，从而减少毒素堆积，减轻症状，延缓肾衰发展。

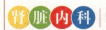

控制高血压

无论是肾性高血压还是单纯的肾小球内的高血压都会造成肾小球硬化，所以要严格控制高血压。一般认为，有尿蛋白的患者血压应当控制在130/80毫米汞柱以下，对多数肾衰患者而言，如果没有明显的低血压症状，如起立时头晕、黑矇、活动乏力等，则血压可进一步控制在125/75毫米汞柱以下水平。降压药首选血管紧张素转换酶抑制剂类和血管紧张素Ⅱ受体拮抗剂类，这两类降压药不仅能够降低全身血压，而且还能降低肾小球内的压力，从而延缓肾小球硬化的进程，延缓肾衰的进展。血压控制不理想时，可加用其他降压药物。但当血肌酐达到3.0毫克/分升以上时，血管紧张素转换酶抑制剂类和血管紧张素Ⅱ受体拮抗剂类降压药的应用要十分小心，有可能恶化肾功能、导致高钾血症等。

控制高血脂

血脂高可以通过恶化肾动脉血管恶化、形成的动脉粥样硬化斑块不稳定时会释放出胆固醇结晶而塞等机制，引起或加重肾脏缺血，恶化肾功能，所以严格控制血脂对于慢性肾功能不全的患者来说也是非常重要的。当然，降血脂药物本身对肾脏也是有损害的，权衡利弊，一般在肾功能不全早期（血肌酐在2.0毫克/分升以内）应当应用药物控制高血脂，肾功能不全中晚期一般不建议使用降血脂药，此时可以通过饮食控制来使血脂降低。

降低尿蛋白

部分肾功能不全患者存在蛋白尿，有些甚至是大量蛋白尿（每日尿蛋白量大于3克），这会加重肾脏负担、损害肾脏、加速硬化，所以应当积极控制尿蛋白。如果尿蛋白量不大则可应用上述血管紧张素转换酶抑制剂类和血管紧张素Ⅱ受体拮抗剂类药物。如果为大量蛋白尿，肾功能不全处于早期，除了可应用血管紧张素转换酶抑制剂类和血管紧张素Ⅱ受体拮抗剂类药物，还可适用激素、免疫抑制药、雷公藤等。

纠正贫血

肾衰患者很多都存在贫血，贫血会造成人体各个脏器缺血缺氧，容易造成和加速器官损伤，对于功能不全的肾脏更是如此，所以应该积极纠正贫血。贫血纠正后，肾衰患者会感觉食欲增加、活动有力，由此可以增加营养物质的摄取，改善脏器供血和营养，改善各脏器的功能，延缓肾衰的发展。

防止继发性甲状旁腺功能亢进

前面已经讲到继发性甲状旁腺功能亢进时过多分泌的甲状旁腺激素也是尿毒症毒素的一种，起作用不局限于对骨骼系统的影响，所以应当预防和治疗继发性甲状旁腺功能亢进

中西医结合治疗

对于早期肾功能不全患者，中药治疗也有一定效果，但一般都需要同西医结合。除上述治疗措施外，肾衰患者还应该用一些"排毒"药物和方法，中医有大黄制剂、尿毒清等口服液或灌肠，西医有包醛氧化淀粉、吸附碳颗粒等，这些治疗都是通过肠道减少毒素的吸收或促进毒素的排除来发挥作用的。到肾衰中晚期，这些治疗的作用就非常有限了，此时应当中西医结合治疗，尽量推迟开始肾透析的时间，但如果已经达到透析标准则应尽早透析。否则，大量的尿毒素症毒素在体内蓄积过久会导致人体不可恢复的损害。

寻找和去除加重肾衰的原因

慢性肾衰患者常见的加重肾损害的因素有：高血压、高血糖、高血脂未得到良好控制，劳累，感染（感冒、肺炎、腹泻、尿路感染等），各种原因造成的低血压（大量出汗、腹泻、出血等），肾毒性药物的使用等。其中药物肾损伤尤其应当引起患者的注意，如应用某些抗生素、消炎镇痛药、造影剂等，还有很多患者轻信广告或到处找一些偏方、秘方，结果服用了一些没有疗效甚至毒副作用大的药物，造成肾功能加速恶化。针对这些原因，慢性肾衰患者应当从生活起居到用药治疗，处处小心保护已经受到损害的肾脏。

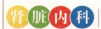

糖尿病肾病的预防

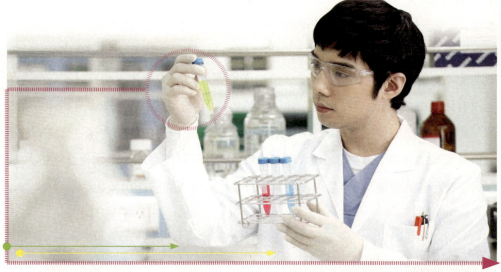

（1）患有糖尿病的患者，30%～40%的患者可发生糖尿病肾病。糖尿病肾病的早期预防非常重要，常见的预防措施有以下几点：①所有的糖尿病患者病程超过5年以上者，要经常查肾功能、尿蛋白定性、24小时尿蛋白定量，并注意测量血压，做眼底检查。②有条件时，应做尿微量蛋白测定和β2-微球蛋白测定，以早期发现糖尿病肾病。如果尿微量白蛋白增加，要3～6个月内连测三次以确定是否为持续性微量白蛋白尿。③如果确定为微量白蛋白增加，并能排除其他引起其增加的因素，如泌尿系感染、运动、原发性高血压者，应高度警惕。

（2）预防糖尿病肾病还需要有效控制血糖，全血糖化血红蛋白应控制在6.5%以上；合并高脂血症者要积极控制血脂；合并高血压者建议应用ACEI和/或ARB控

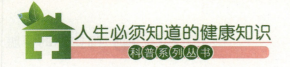
制血压在130/80毫米汞柱以下,如合并1克/日以上的蛋白尿,血压要控制在125/75毫米汞柱以下。

(3)糖尿病肾病患者的饮食应注意哪些? 糖尿病肾病的饮食,目前主张在糖尿病肾病的早期即应限制蛋白质摄入量,每日蛋白质摄入控制在0.8~1.0克/千克体重/日,出现蛋白尿后应控制在0.8克/千克体重/日以下;因为临床和实验室研究均证明,高蛋白饮食可增加肾小球的血流量和压力,加重高血糖所引起的肾血流动力学改变,当给予低蛋白饮食后可使增高GFR下降,而适量的蛋白(0.8克/千克体重/日)饮食对临床期糖尿病肾病也可使其GFR下降速度减慢。对已有大量蛋白尿、水肿和肾功能不全的患者,除应针对具体病情给予必要的对症治疗和支持疗法外,在饮食上对有低蛋白血症和水肿的患者,除限制钠的摄入外,对蛋白质摄入,宜采取"少而精"及限量保质的原则,以每日每千克体重0.6克高生物价值的动物蛋白为主,必要时可适量输氨基酸、血浆或全血,在胰岛素保证下,可适当增加碳水化合物的入量以保证有足够的热量,避免蛋白质和脂肪分解增加。脂肪宜选用植物油。

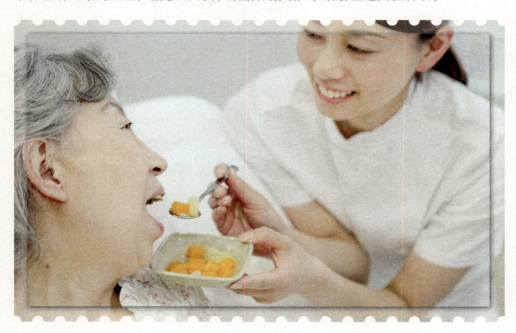

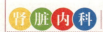

慢性肾脏病的保健

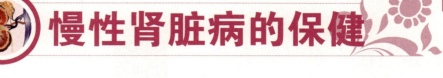

多种慢性肾脏疾病可使肾实质受到破坏，导致肾功能衰竭，这是一个发展的过程。在这个发展过程中，如果能注意下述方面，可延缓肾功能衰竭。

（1）及时治疗原发病：发能引起肾脏器质性改变的全身性疾病或局部病变，最终可导致慢性肾功能衰竭。据报道，引起慢性肾功能衰竭最常见的是慢性肾小球肾炎，约占65%。及时准确诊断和治疗慢性肾小球肾炎等原发病，是防治慢性肾功能衰竭的关键一环，引起慢性肾功能衰竭原发病治疗好转缓解，肾脏功能有望得到改善。

（2）防止感冒：避免劳累。

（3）控制糖尿病和高血压：血压控制不好、糖尿病太久都会造成血管硬化，而肾脏就是有数百万个微血管球组成，血糖血压控制不好，肾脏坏得快。

（4）泌尿道结石要处理：结石不痛不代表好了，尤其是输尿管结石很容易造成肾积水，长久以来，肾脏会完全损害二而补自知。

（5）定期检查：正常人最好每半年做一次尿液和血液肌酐和尿素氮检查。女性怀孕时肾脏负担会加重，应该检测肾功能，以免因妊娠毒血症而变成尿毒症。

（6）树立与疾病做斗争的信心：慢性肾炎病程绵长，容易反复发作，应鼓励患者与疾病作斗争的信心，密切配合治疗，争取早日恢复健康。

（7）处理好休息和工作关系：患者一旦确诊为慢性肾炎，在开始阶段，不论症状轻重，都应该以休息为主，积极治疗疾病，定期观察病情变化。如病情好转，水肿消退，血压恢复正常或接近正常，尿蛋白、红细胞及各种管型微量，肾功能稳定，则

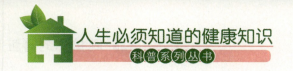
3个月后可开始从事轻度工作, 避免较强体力劳动, 预防呼吸道及尿路感染的发生。活动量应缓慢的逐渐增加, 以促进体力恢复。凡存在血尿、大量蛋白尿、明显水肿或高血压者, 或有进行性肾功能减退患者, 均应该注意休息, 积极治疗。

适当饮水对肾脏有益

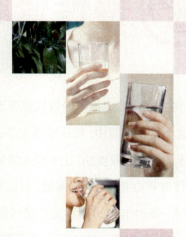

除有显著水肿外, 饮水量不应受到限制, 每天至少饮水1升。不喝成分不明的井水或河水, 以免铅、镉、等重金属太高而损害肾脏。运动饮料含有额外的电解质与盐, 有肾病的人需小心这类饮料。

肾脏患者能否过性生活

首先我们要明确肾脏和性的关系, 中医学认为"肾藏精"是其主要的生理功能, 先天生殖之精与后天水谷精微化生之精均藏于肾, 主导人体的生长发育与生殖机能等。而房劳伤肾所致结果主要是耗竭其精。过度的性生活中医属"房劳", 房劳耗精伤肾。《上古·上天真论》说: "醉以入房, 以欲竭其精, 以耗散气真, 不知持满, 不时御神, 务快其心, 逆于生乐, 起居无节, 故半百而衰也。"这充分说明, 房劳耗散阴精真气, 不利于养生, 而早衰短寿。另外, 从病因学角度来看, 过度的性生活, 即房劳常是许多种内伤杂病的病因之一。

而西医中的肾脏主要指实质性的器官, 其主要功能是泌尿, 还有部分内分泌功能。明确了西医肾脏的范围, 那么肾脏病患者能否性生活, 就需要根据疾病的不同, 以及疾病的不同时期和治疗情况, 进行分类指导, 而不能一刀切。

如果疾病比较轻微, 处于观察随访期或未接受特殊或强烈治疗的肾脏病患者, 如肾囊肿、良性肿瘤、肾结石稳定期、轻微和稳定的肾小球肾炎、早期稳定的肾功能

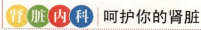

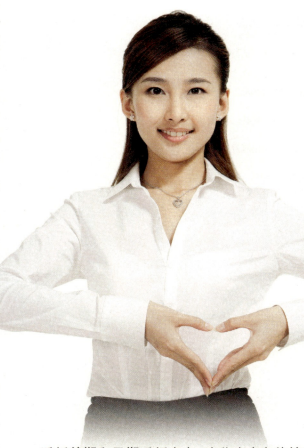

不全患者，原则上可以适度性生活，但要注意强度和频率不宜过大，以第二天不感到劳累，同时没有影响到当前的生活和工作为宜。从上面的情况看，对健康人来讲过度性生活不利于健康长寿，且易致病，只宜适度，不宜过劳。肾脏病患者更应适度减少性活动，这对于稳定血压，减轻肾脏负担是有益处的，但绝不是禁绝，倘若病情较轻或处于恢复期稳定，且无高血压者，可适度减少次数，以不感到疲劳及血压不升高为度。

对于某些比较严重的肾脏病未缓解期患者，比如大量蛋白尿甚至肾病综合征患者，以及肾功能不全透析前期和早期透析患者，这些患者身体情况较差，可能有比较严重的症状，如浮肿、少尿、高血压等情况，而且可能接受大量药物甚至激素和免疫抑制剂治疗，身体内环境和代谢处于不稳定时期，此时应停止工作，以休息为主，同时禁止性生活，让身体休养生息，以期尽快恢复。

（本章编者：张建荣、张 薇）

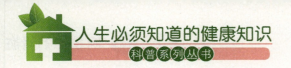

参考文献

[1] 王海燕. 肾脏病学[M]. 第3版. 北京: 人民卫生出版社, 2008.

[2] 张建荣. 肾病血液透析有问必答[M]. 北京: 人民军医出版社, 2003.

[3] 张建荣. 慢性肾脏病继发性甲旁亢[M]. 北京: 人民军医出版社, 2010.

[4] 王质刚. 血液净化[M]. 北京: 北京科学技术出版社, 2010.